Yuan Heping

Chinesische Zungendiagnostik

Yuan Heping

Chinesische Zungendiagnostik

4. Auflage

ELSEVIER
URBAN & FISCHER

URBAN & FISCHER
München • Jena

Zuschriften und Kritik an:
Elsevier GmbH, Urban & Fischer Verlag, Lektorat Komplementäre und Integrative Medizin, Karlstraße 45, 80333 München

Wichtiger Hinweis für den Benutzer
Die Erkenntnisse in der Medizin unterliegen laufendem Wandel durch Forschung und klinische Erfahrungen. Herausgeber und Autoren dieses Werkes haben große Sorgfalt darauf verwendet, dass die in diesem Werk gemachten therapeutischen Angaben dem derzeitigen Wissensstand entsprechen. Das entbindet den Nutzer dieses Werkes aber nicht von der Verpflichtung, anhand weiterer schriftlicher Informationsquellen zu überprüfen, ob die dort gemachten Angaben von denen in diesem Buch abweichen und seine Verordnung in eigener Verantwortung zu treffen.

Bibliografische Information Der Deutschen Bibliothek
Die Deutsche Bibliothek verzeichnet diese Publikation in der Deutschen Nationalbibliografie; detaillierte bibliografische Daten sind im Internet unter http://dnb.ddb.de abrufbar.

4. Auflage 2005 Elsevier GmbH, München
3. Auflage 2003 Urban & Fischer, München
1. Auflage 1996 Ullstein Mosby, Berlin–Wiesbaden

Der Urban & Fischer Verlag ist ein Imprint der Elsevier GmbH.

05 06 07 08 09   5 4 3 2 1

Um den Textfluss nicht zu stören, wurde bei Patienten und Berufsbezeichnungen die grammatikalisch maskuline Form gewählt. Selbstverständlich sind in diesen Fällen immer Frauen und Männer gemeint.

Planung und Lektorat: Christl Kiener, München
Herstellung: Nicole Ballweg, München
Satz: Kösel, Krugzell
Druck und Bindung: Appl, Wemding
Zeichnungen: Henriette Rintelen, Velbert
Umschlaggestaltung: SpieszDesign, Neu-Ulm
Titelfotografie: Getty Images, Taxi, Julia Smith

ISBN 3-437-56062-X

Inhalt

Geleitwort zur 4. Auflage

Herzlichen Glückwunsch zur Veröffentlichung der 4. Auflage „Chinesische Zungendiagnostik“ in deutscher und chinesischer Sprache. Ich hoffe und wünsche, dass dieses Buch eine Brücke zwischen der chinesischen und deutschen Medizin herstellt, die Freundschaft und der medizinische Austausch zwischen diesen beiden Nationen dadurch weiterhin gefördert und vertieft wird und die traditionelle chinesische Medizin der Gesundheit aller Völker dieser Welt noch besser dient. Ich wünsche meinen deutschen und chinesischen Kollegen viel Erfolg mit diesem Buch bei ihren Patienten.
An meinen Kollegen Prof. Yuan: Studieren und erforschen Sie fleißig und präzise Qi Huang (die Traditionelle chinesische Medizin), um sie weiter zu entwickeln und zur vollen Entfaltung zu bringen.

Prof. Dr. Huang, Cenhan
Prorektor und Lehrstuhlinhaber für chinesische Diagnostik der Guangxi Universität für Traditionelle Chinesische Medizin, VR China

Januar 2005, Nanning, China

Vorwort zur 4. Auflage

Vor etwa zwei Jahren wurde die ergänzte 3. Auflage des Buches veröffentlicht. Diesmal habe ich ein Kapitel zur Geschichte und Entwicklung der Zungendiagnose ergänzt, damit der Leser auch diese kennen lernen und damit diese diagnostische Methode besser verstehen kann.

Die chinesische Zungendiagnose ist in Deutschland inzwischen verbreitet und anerkannt. Viele Ärzte und Heilpraktiker, die sich mit chinesischer Medizin beschäftigen, können mit diesem Buch die Zungendiagnose erlernen und mit einer weiteren diagnostischen Methode, der Pulsdiagnose, kombinieren. Diese Methoden sind zuverlässig. Mit Ihrer Fähigkeit, diese Methoden anzuwenden, werden Sie das Vertrauen Ihrer Patienten gewinnen.

Ich möchte an dieser Stelle noch einmal betonen, dass jeder TCM-Arzt oder -Therapeut die Zungen- und Pulsdiagnose beherrschen muss. In China gilt ein TCM-Arzt ohne Kenntnisse von Zungen- und Pulsdiagnose als Scharlatan.

Zwischenzeit habe ich mit Freude vom Elsevier Urban & Fischer Verlag erfahren, dass dieses Buch (die 4. Auflage) gleichzeitig in chinesischer Sprache in Singapur veröffentlicht wird. Deswegen wünsche ich auch meinen chinesischsprachigen Kollegen viel Spaß beim Lesen des Buches und viel Erfolg bei ihren chinesischen Patienten.

Ich möchte mich bei dieser Gelegenheit bei meinem Vorgesetzten, guten Kollegen und Freund, Prof. Huang, Cenhan, für sein freundliches Geleitwort zur 4. Auflage bedanken. Mein Dank gilt auch Prof. Dr. med. Kurt Kochsiek, Universität Würzburg, Prof. Dr. med. Jürgen van de Loo, Universität Münster, Prof. Dr. Shen Zhixiang, Prof. Dr. Zhuang Ding, Beijing, Prof. Tian Zaishan, Tianjin, Prof. Dr. Wang Naiping, Wei Guikang, Nanning, die bereits die Vorauflagen dieses Buches begleitet haben.

Heping Yuan
Baden-Baden, Deutschland, im Februar 2005

Vorwort zur 1. Auflage

Die Zungendiagnostik ist in der Traditionellen Chinesischen Medizin eine Methode für den Praktiker, wertvolle Hinweise auf innere Erkrankungen zu bekommen.

Die Veränderungen von Zunge und Zungenbelag zeigen uns, ob wir die Traditionellen Chinesischen Therapieformen, wie z.B. Akupunktur, Moxibustion oder Chinesische Phytotherapie, erfolgreich und wirkungsvoll angewendet haben oder nicht. Die Zungendiagnostik ist darüber hinaus geeignet, z.B. in der Homöopathie Aussagen über die richtige Wahl der entsprechenden Mittel zu treffen. Wenn der Arzt oder Heilpraktiker in dieser diagnostischen Methode ausgebildet worden ist, dann ist er nicht unmittelbar auf Laborwerte oder Röntgenbilder angewiesen. Mehr noch: Die Zungendiagnostik ermöglicht ihm eine sofortige, sichere und feinfühlige Beurteilung von Krankheitsgeschehen.

Ich habe über einen längeren Zeitraum die Erfahrung gemacht, dass Krankheitszeichen und Krankheitsveränderungen in bis nahezu 90 Prozent der Fälle durch Zungendiagnose erkannt und beurteilt werden können. Wiederholt haben mich Kollegen gefragt, warum z.B. die ihnen vermittelte Akupunkturrezeptur nicht so erfolgreich war, wie sie es in meinen Kursen gelernt haben. Dabei ist zu berücksichtigen, dass die Behandlung eines Patienten individuell und differenziert vorgenommen werden muss. Folglich müssen wir Diagnoseverfahren zur Verfügung haben, die diesem Anspruch gerecht werden: Das sind Zungendiagnostik und Pulslehre. Es ist bestimmt nicht einfach, beide Verfahren zu beherrschen. Das bedeutet aber nicht, dass man sie nicht erlernen kann. Aus meinen Erfahrungen weiß ich, dass die Zungendiagnostik leichter zu lernen ist als die Pulslehre.

In der Traditionellen Chinesischen Medizin gibt es z.B. ein Behandlungsprinzip: Der Fülle-Typ muss sediert, der Schwäche-Typ tonisiert werden. Der Asthmapatient A ist beispielsweise ein Fülle-Typ: lautes Husten, Entzündung, starker und schneller Puls, rote Zungenfarbe, gelber und trockener Zungenbelag. Bei diesem Patienten müssen Lunge und Dickdarm sediert und Hitze abgeleitet werden. Der Asthmapatient B ist z.B. ein Schwäche-Typ: Auch Husten wie bei Typ A, jedoch leises Husten, manchmal Ödeme, Tiefpuls, schwacher Puls, dünn und fein; blasse Zungenfarbe, weißer und dünner Zungenbelag, und der Patient hat eine Abneigung gegen Kälte. Hier müssen Herz und Niere tonisiert werden, was zu einer Stärkung des Immunsystems beiträgt. Die Zungendiagnose hilft uns dabei,

den richtigen Typ zu erkennen und somit eine erfolgreiche Behandlung einzuleiten.
Die in diesem Buch dargestellten farbigen Abbildungen und die dazugehörigen Erklärungen sowie die Beschreibung der daraus erkennbaren Krankheitszeichen tragen dazu bei, die Zungendiagnostik leicht zu erlernen. Hilfreich ist weiterhin eine Kurzzusammenfassung der wesentlichsten Zungenmerkmale in Tabellenform, die die Grundlage für die direkte Anwendung des Gelesenen in der Praxis ist.
Neben der Zungendiagnostik ist das Pulsfühlen in der Traditionellen Chinesischen Medizin ein weiteres wichtiges Diagnoseverfahren. Aus diesem Grund werden in den Tabellen Hinweise auf die entsprechenden Pulsqualitäten gegeben.
Aufgrund meiner langjährigen Erfahrungen in Deutschland weiß ich, dass Zungen- und Pulsdiagnostik hier noch fremd sind. In Deutschland gibt es über 200 Bücher, die sich mit Traditioneller Chinesischer Medizin beschäftigen. Bei den meisten Büchern fehlen die Beschreibung von Diagnoseverfahren und die daraus erkennbaren Krankheitszeichen. Dieses Buch soll diese Lücke schließen.
Zum Schluss noch ein wichtiger Hinweis: Für das Verstehen des Textes ist es unerlässlich, dass der Leser über Grundkenntnisse der Traditionellen Chinesischen Medizin verfügt.
Bei dieser Gelegenheit möchte ich mich besonders bei Herrn Prof. Dr. Kurt Kochsiek (Universität Würzburg), Herrn Prof. Dr. Zaishan Tian (Tianjin), Herrn Prof. Dr. Ding Zhuang (Peking), Herrn Dr. Manfred Schöneberger (Wiesbaden) und Frau Hildegard Zirngibl (Fürth) für die freundliche Hilfe und Förderung dieses Buches bedanken.

Heping Yuan, Fürth, Juli 1996

1 Geschichte der Zungendiagnose

In der chinesischen Medizin gibt es vier diagnostische Methoden: das Sehen, das Hören, das Tasten und das Riechen. Die wichtigsten diagnostischen Mittel sind die Pulsdiagnose und die Zungendiagnose.

Die Geschichte der Zungendiagnose reicht mindestens 2600 Jahre zurück. Der Grundstein für diese diagnostische Methode wurde im *Huang Di Neijing* gelegt. Der Teil *Su Wen* wurde in der westlichen Han-Dynastie (ca. 206–21 v. Chr.) geschrieben und veröffentlicht und zu Beginn der östlichen Han-Dynastie (ca. 25 v. Chr. bis 220 n. Chr.) verbreitet. Dort steht geschrieben (freie Übersetzung des Autors):

> *Ein erfahrener Arzt sollte seinen Patienten zunächst inspizieren. Schwerpunkt der Inspektion ist die Betrachtung der Zunge. Danach fühlt der Arzt den Puls. Eine Diagnose kann durch die Verbindung beider diagnostischer Methoden gestellt werden.*

Im *Huang Di Neijing* wird die Behandlung des Patienten auf der Grundlage der pathologischen Zungenbilder beschrieben. So steht im zweiten Teil, *Ling Shu*, unter anderem geschrieben:

> *Der Patient hat eine unruhige Zunge und viel Speichel. Gleichzeitig leidet er an innerer Unruhe. Es werden Punkte auf dem Shao-Yin-Meridian (Nieren-Meridian) ausgesucht.*

Gegen Ende der Ost-Han-Dynastie (ca. 200–300 n. Chr.) hat der große Arzt Zhang Zhongjing sein bedeutendes medizinisches Werk *Shanghan Zabing Lun* (Abhandlung über fieberhafte und andere Erkrankungen) nach den Theorien des *Hunag Di Neijing* und des *Nan Jing* (Der Klassiker über die Schwierigkeit – 81 Fragen und Anworten) verfasst. In diesem Buch beschreibt er die Theorie der Zungendiagnose genauer und schildert verschiedene Zungenbilder. Darüber hinaus gibt er Behandlungsempfehlungen und Kräuterrezepte an.

Qian Huang hat in seinem Buch *Shang Han Suo Yuan Ji* (Die Quelle der fieberhaften Erkrankung) geschrieben:

> *Die Zunge mit Belag bedeutet, dass der pathogene Faktor nach Innen gelangt ist und es kein Fülle-Pathogen im Magen gibt; wenn die Zunge gelb oder braun und der Zungenbelag trocken ist, gibt es sicher Fülle und Hitze im Magen.*

Das Behandlungsprinzip ist dann Innere Hitze reinigen und gleichzeitig das äußere Pathogen zerstreuen.
In der Sui-Tang-Dynastie (584–907) wurde Zungendiagnose in verschiedenen Büchern noch ausführlicher beschrieben, z.B. im Werk *Qian Jin Fan* (Rezepte im Wert von tausend Goldstücken für Notfälle) steht:

> *Wenn der Patient eine steife Zunge und Sprechstörungen hat, liegt die Krankheit in inneren Organen. Wenn die Hitze im Speicherorgan ist, dann hat der Patient Hautentzündungen oder Furunkel. Wenn die Kälte im Hohlorgan ist, hat der Patient eine kurze Zunge.*

Im Buch *Chao Shi Zhu Bing Yuan Hou Lun* (Chao Shis Werk über verschiedene Erkrankungen) und *Qianjin Fan* stehen im Kapitel „Inspektion" die Zungendiagnose und Differenzialdiagnose geschrieben.
In der Song-Jin-Dynastie (960–1234) erforschten immer mehr Ärzte die Zungendiagnose.
In Zhu Gongs Werk *Huo Ren Shu* (Buch über das Leben des Menschen) wurde das Zungenbild nach Trockenheit und Feuchtigkeit beschrieben und differenziert. Danach ist eine feuchte Zunge z. B. Hinweis auf eine Yin- bzw. Leere-Krankheit, eine trockene Zunge dagegen auf eine Yang- bzw. Fülle-Krankheit.
Ein sehr bekanntes medizinisches Werk dieser Zeit ist das Buch von Li Dongyuan *Piwei Lun* (die Lehre von Milz- und Magenerkrankungen). In diesem Buch stehen folgenden Theorien:
Trockene Zunge und trockener Hals sind meist durch übermäßiges bzw. unregelmäßiges Essen und körperliche Überlastung verursacht. Eine trockene Zunge in Zusammenhang mit Brust- und Rippenschmerzen ist jedoch durch übermäßiges Leber-Feuer verursacht. Eine trockene Zunge mit bitterem Mundgeschmack und Appetitlosigkeit ist durch *Yang-Qi*-Schwäche verursacht. Ursache einer weißen Zunge mit glattem Belag ist Kälte in der Brust. Die Patienten haben alle eine trockene Zunge, aber verschiedene körperliche Begleitsymptome, die auf unterschiedliche Ursachen hinweisen.
In der Yuan-Dynastie (1206–1368) wurde die Zungendiagnose als Disziplin erforscht. 1341 hat Du Qingbi ein großes Werk mit dem Titel *Jin Jing Lu* (Goldener Spiegel) verfasst. In dem Buch werden 14 Zungenarten beschrieben. Es enthält 36 einfache Zungenabbildungen. Darüber hinaus werden je nach Zungenbild die Behandlungsprinzipien erläutert und entsprechende Arzneirezepte empfohlen.
In der Ming- und Qing-Dynastie (1368–1911) wurden zahlreiche Bücher über die Zungendiagnose veröffentlicht. Shen Doyuans Werk *Shanghan Guanshe Xinfa* (Zungendiagnose bei fieberhaften Erkrankungen) gab es schon 137 Beschreibungen von Zungenbildern.

Das von Zhang Danxian verfasste Buch *Shanghan Shejian* (Zungendiagnose bei fieberhaften Erkrankungen) enthält bereits 120 Zungenabbildungen. Dort werden verschiedene Zungenbeläge – gelb, schwarz, grau usw. – erwähnt.
In der Qing-Dynastie wurden im Buch *Shejian Bianzhen* (Die Differenzialdiagnose durch Zungendiagnose) 149 Zungenarten beschrieben. Gleichzeitig wurden die verschiedenen Zungenbilder mit Symptomen in Zusammenhang gebracht und Behandlungsprinzipien erläutert. Das Buch ist einfach und übersichtlich geschrieben und leicht zu verstehen.
In Yang Yunfengs Buch *Linchuang Yanshe Fa* (Die klinische Untersuchungsmethode der Zungendiagnose bei Patienten) werden Untersuchungsmethoden, Differenzialbilder der Zungen, Behandlungsmethoden und Arzneirezepte beschrieben. Als Besonderheit enthält dieses Buch sehr viele Fallbeispiele mit entsprechenden Zungenbefunden.
Ein weiteres wichtiges Buch dieser Zeit ist Liu Hengruis Buch *Chashe Bianzhen Xinfa* (Die neue Methode der Differenzialdiagnose durch Zungenbetrachtung). Liu Hengrui erklärt den Mechanismus der Zungenbelagbildung und beschreibt den gelben, weißen und Zungebelag als pathologisch. Der Inhalt des Buches ist übersichtlich und leicht zu verstehen.
Ye Tianshi unterscheidet in seinem Werk *Wen Re Lun* (Die Lehre von Wärme- und fieberhaften Erkrankungen) zwischen echtem und unechtem Zungenbelag bei Wärme- und fieberhaften Erkrankungen.
Im Jahre 1920 entstand Cao Bingzhangs Buch *Bianshe Zhinan* (Anweisung zur Zungendiagnose). In diesem Buch wurde Befunde der Zungendiagnose erstmals mittels schulmedizinischer Theorien, z.B. Anatomie, Physiologie, Histologie etc., erklärt. Das Werk ist ein systematisches, ausführliches Fachbuch über die Zungendiagnose und enthält 119 Farbabbildungen. Die wichtigen Theorien in diesem Buch sind:

- Die Verbindung zwischen Herz und Zunge aufgrund des Meridian-Verlaufs.
- Da die Zunge der Öffner des Herzens ist, kann man durch Zungendiagnose den Zustand des Herzens erkennen.
- Die Betrachtung der Zunge gibt Aufschluss darüber, ob sich die inneren Organe in einem Leere- oder Fülle-Zustand befinden.
- Die Betrachtung des Zungenbelags gibt ebenfalls Aufschluss darüber, ob der Patient an einer Leere- oder Fülle-Krankheit leidet.
- Hat der Patient Wei Qi (Magen-Qi), dann ist die Zunge weich und beweglich (im Gegensatz dazu kann die Zunge hart und steif sein).

Im Jahre 1934 verfasste Chen Jingqi ein Buch *Bianshe Rumen* (Einführung in die Zungendiagnose). Er hat 16 Kriterien der Zungendiagnose beschrieben. Das Buch ist übersichtlich und leicht zu verstehen.

Das von Miao Hongren 1937 geschriebene Buch *She Zhen Xue* (Zungendiagnostik) und das von Heshu 1947 geschriebene Buch *She Zhen Wen Da* (Fragen und Antworten zur Zungendiagnostik) sind ebenfalls übersichtlich und für den Leser leicht zu verstehen.
Im Jahre 1960 hat die TCM-Hochschule von Beijing das Buch TCM-Zungendiagnostik veröffentlicht. 1963 wurde das Buch „Abbildungen des Zungenbelags“ veröffentlicht. Beide Bücher sind in China bei Ärzten und Medizinstudenten sehr beliebt. Sie gelten als Pflichtlektüre und einige Teile daraus wurden in das offiziellen „Lehrbuch für TCM-Diagnostik“ übernommen.
1984 hat Prof. Song Tianbin von der TCM-Hochschule in Beijing das Buch *Zhong Yi She Zhen* (Der Zungenbelag in der TCM) mit 257 Farbabbildungen herausgegeben. Der Text ist übersichtlich geschrieben; gleichzeitig werden Hinweise auf ähnliche Diagnosen in Schulmedizin gegeben. Dieses didaktisch wertvolle Buch erleichtert dem schulmedizinisch orientierten Leser das Erlernen der Zungendiagnose. Wang Jili und Li Yuling haben im Jahr 1992 zusammen das Buch *She Zhen Jian Yuan* (Quelle und Analyse der Zungendiagnostik) geschrieben. Dort beschreiben sie 180 Zungenbilder. Darüber hinaus erklären sie differenzialdiagnostische Aspekte bei der Zungeninspektion sowie Behandlungsprinzipien der Krankheitsbilder und machen Rezeptvorschläge.

2 Die chinesische Zungendiagnostik und ihre klinische Bedeutung

Die 4 Methoden der Traditionellen Chinesischen Medizin (TCM): Inspektion, Riechen und Hören, Anamnese und Pulstastung geben uns Auskunft über den Gesundheitszustand des Patienten. Die Zungendiagnose ist der wichtigste Teil bei der Inspektion, weil die Zunge das Spiegelbild der inneren Organe ist. Durch die Meridiane werden Zunge und Organe direkt und indirekt miteinander verbunden. Physiologische und pathologische Veränderungen der Organe und ihrer Meridiane können durch Zungeninspektion erkannt werden.
Bei der Zungeninspektion können Zungenbelag und Zungenqualität nicht voneinander getrennt betrachtet werden. Die TCM geht davon aus, dass eine direkte Verbindung zwischen Zunge und folgenden Meridianen besteht:

- Herz-Meridian und Zungenspitze (Abb. S. 6)
- Milz-Meridian und Zungenunterseite (Abb. S. 7)
- Nieren-Meridian und Zungenwurzel (Abb. S. 8)

Schließlich dürfen wir nicht vergessen, die o.g. anderen chinesischen Diagnosemethoden zu berücksichtigen und gleichzeitig entsprechend anzuwenden. Die Zungendiagnose selbst beruht auf einer jahrtausendealten Erfahrung, die wissenschaftlich begründet ist.
Im Folgenden sollen 6 Aufgabenschwerpunkte der Chinesischen Zungendiagnostik kurz genannt werden. Sie stellen eine Übersicht über die Vielfalt der Einsatzmöglichkeiten der Zungendiagnostik dar. Die Antworten zu den gestellten Fragen sind in den nachfolgenden Abschnitten zu finden.

1. Durch die Zungendiagnose kann der Untersucher feststellen, ob Vitalenergie und Abwehrkräfte des Patienten stark oder schwach sind.
2. Er kann Krankheiten differenzieren und analysieren: Sind die Krankheiten tief oder oberflächlich?
3. Er kann krankheitsverursachende Faktoren, wie z.B. Kälte, Hitze, Wind, Feuchtigkeit, Blut-Stauung, Ärger, Angst, Freude usw., durch die Zungendiagnose feststellen.
4. Die Zungendiagnose erlaubt prognostische Aussagen für den Patienten: Wird die Krankheit gut oder schlecht verlaufen?

5. Der Erfolg oder die ausbleibende Wirkung einer durchgeführten Therapie kann mit der Zungendiagnose beurteilt werden.
6. Da die Veränderung von Zungenbelag und -farbe in Verbindung mit der Veränderung der Organe Herz, Milz und Magen steht, können Aussagen über den Gesundheitszustand dieser Organe gemacht werden.

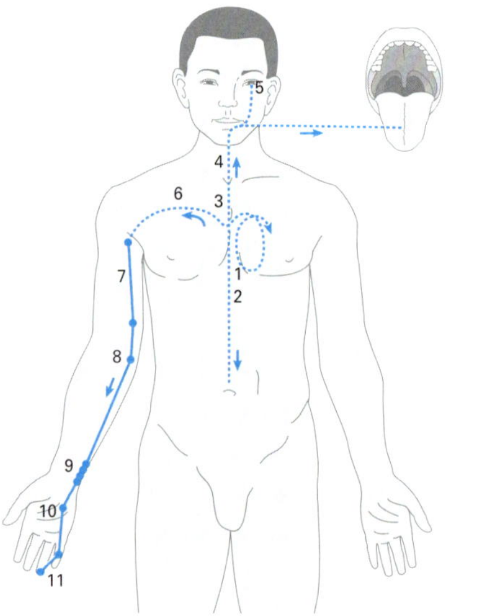

Herz-Meridian – Hand-*Shaoyin*

Der Herz-Meridian entspringt im Herzen. Er verläuft dann über das „Herz-System", d. h. das Gewebe, das das Herz mit den anderen Zangfu-Organen verbindet (1), passiert das Zwerchfell und verbindet sich mit dem Dünndarm (2). Der vom „Herz-System" aufsteigende Ast (3) verläuft entlang des Ösophagus über die Zungenspitze (4) und verbindet sich mit dem „Augen-System", d. h. dem Gewebe, das die Augen mit dem Gehirn verbindet (5).
Der vom „Herz-System" aus gerade verlaufende Ast des Meridians verläuft nach oben zur Lunge (6), kehrt dann nach unten um und tritt dann in der Axilla an die Oberfläche (*Jiquan,* He 1). Von hier verläuft er dem hinteren medialen Aspekt des Oberarmes (7) bis in die Ellenbogengrube (8). Von dort zieht er am ulnaren Unterarm entlang (9) über die Handinnenfläche (10) und folgt dem medialen Teil des kleinen Fingers bis in die Fingerspitze (11). Dort verbindet sich der Herz-Meridian mit dem Dünndarm-Meridian.

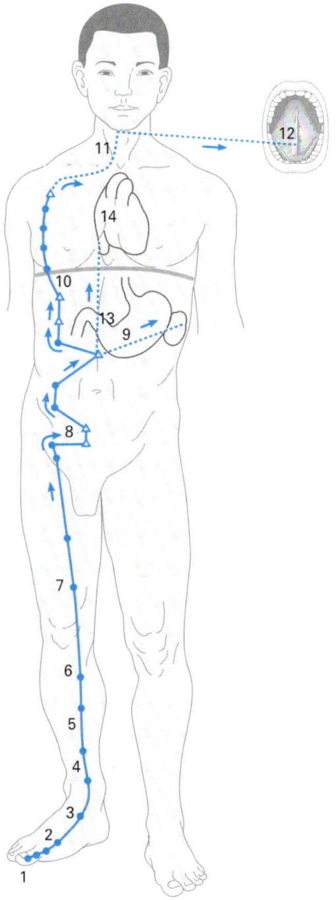

Milz-Meridian – Fuß-*Taiyin*

Der Milz-Meridian beginnt an der Spitze der Großzehe (*Yinbai,* Mi 1) (1), verläuft über den medialen Teil des Fußrandes an der Grenze von roter und weißer Haut (2), steigt dann vor dem Malleolus medialis (3) zum Bein auf (4), verläuft entlang dem posterioren Teil der Tibia (5), kreuzt und verläuft vor dem Leber-Meridian (6), passiert anterior-medial Knie und Oberschenkel (7), tritt in das Abdomen ein (8), läuft zur Milz und verbindet sich mit dem Magen (9). Von dort steigt er durch das Zwerchfell (10) auf und verläuft entlang des Ösophagus (11). Er breitet sich auf der Zungenunterseite aus.
Der Magen-Ast zieht nach oben durch das Zwerchfell (13) und fließt zum ins Herz, wo er sich mit dem Herz-Meridian verbindet (14).

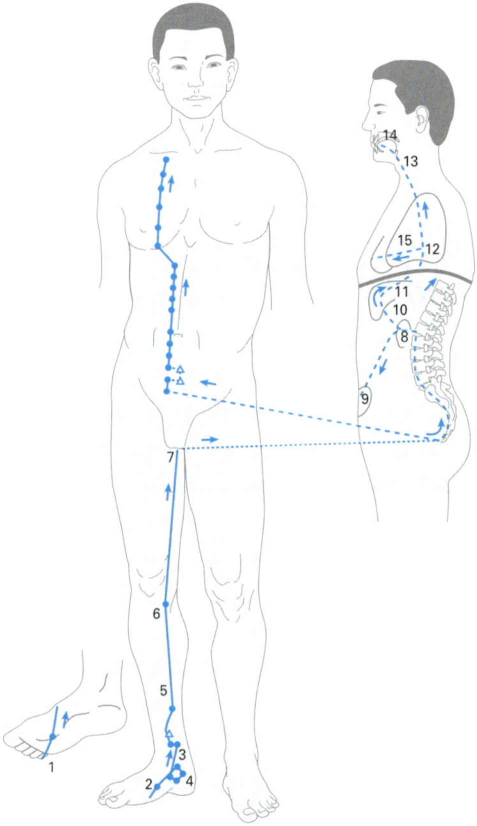

Nieren-Meridian – Fuß-*Shaoyin*

Der Nieren-Meridian beginnt unterhalb der Kleinzehe (1) und läuft schräg in Richtung Fußsohle (*Yongquan*, Ni 1). Vom unteren Teil der Tuberositas des Kahnbeins (2) verläuft er hinter dem Malleolus medialis (3) und tritt in die Ferse ein (4). Von hier steigt er entlang der medialen Seite des Beins (5) zur medialen Seite des Fossa poplitea (6), weiter entlang des posterioren Anteils des Oberschenkels (7) zur Wirbelsäule (*Changqiang*, Du 1), wo er in die Niere, dem namengebenden Organ eintritt (8) und sich mit der Blase verbindet (9). Aus der Niere tritt der Meridian wieder aus (10), steigt nach oben und durchdringt Leber und Zwerchfell (11), dringt in die Lunge ein (12), verläuft entlang der Kehle (13) und endet an der Zungenwurzel (14).
Ein Ast entspringt aus der Lunge, verbindet sich mit dem Herzen, verläuft in der Brust und vereinigt sich mit dem Perikard-Meridian (15).

3 Praktische Aspekte der Zungendiagnostik

3.1 Topographische Lage – Beziehung zwischen Zunge und Organen

Jedes Organ hat einen eigenen Bereich auf der Zungenoberfläche und auf dem Zungenkörper:

- Der Bereich Herz und Lunge liegt in der Zungenspitze.
- Der Bereich Magen und Milz ist im mittleren Bereich der Zunge lokalisiert.
- Der Bereich Niere und Blase liegt an der Zungenwurzel.
- Der Bereich Leber und Galle ist am Zungenrand repräsentiert.

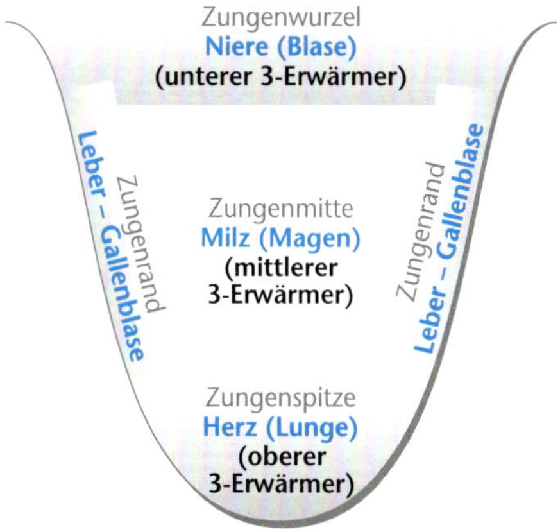

3.2 Praktisches Vorgehen

Zunächst wird der Patient gebeten, die Zunge langsam ohne Verkrampfung soweit wie möglich aus dem Mund herauszustrecken. Die Zungenspitze soll dabei etwas nach unten geneigt sein. Für die Inspektion der Zunge ist Tageslicht optimal. Wenn kein Tageslicht zur Verfügung steht, sollte möglichst eine Lampe mit einer Glühbirne verwendet werden, die dem Tageslicht am nächsten kommt.

Anschließend schauen wir uns den *Zungenbelag* an, prüfen seine Farbe und betrachten die Stärke des Belags (Ist er dick oder dünn?). Schließlich sehen wir uns den Zungenbelag sorgfältig von der Zungenspitze über die Zungenmitte und die Zungenränder bis hin zur Zungenwurzel an. Gleichzeitig achten wir auf die Feuchtigkeit des Zungenbelags (Ist er nass oder trocken?).

Nach der Inspektion des Zungenbelags befassen wir uns mit der *Qualität der Zunge*. Dabei geht es vor allem um die Begutachtung der Zungenfarbe, wie z. B. hell, blass, rot, tiefrot, purpurn oder blau. Darüber hinaus ist es wichtig, ob rote Punkte, blaue Flecken oder kleine Geschwüre festzustellen sind. Um bei einer dicht und dick belegten Zunge die richtige Zungenfarbe erkennen zu können, ist es ratsam, den Zungenbelag z. B. mit Hilfe eines Wattestäbchens zu entfernen.

Dann achten wir auf *Form und Größe der Zunge*. Ist sie dünn oder dick? Lang oder kurz?

Abschließend begutachten wir die *Beweglichkeit der Zunge*. Wenn z. B. die Zunge zittert oder unruhig ist, dann wissen wir, dass der Patient an Leber-Yin-Mangel leidet und bei bestehender Hypertonie Anzeichen eines künftigen Apoplex vorliegen.

Besteht z. B. der Verdacht auf eine Leber- oder Herz-Krankheit oder Durchblutungsstörung, dann betrachten wir die beiden Venen auf der *Unterseite der Zunge*: präsentieren sie sich dick oder dünn, dunkel oder hell, krampfaderähnlich, kurz oder lang? Sind z. B. die beiden Venen dick geschwollen und haben eine dunkle Farbe, gibt uns das Hinweise auf eine Angina pectoris, eine chronische Koronarerkrankung oder eine Leberzirrhose.

3.3 Welche Faktoren beeinflussen die Zungendiagnose?

Bei der Inspektion der Zunge müssen wir auf einige wichtige Faktoren achten, die u. U. unsere Diagnose verfälschen können.

- Es ist sinnvoll, die Inspektion ca. 2 Stunden nach der Nahrungsaufnahme vorzunehmen, weil sich der *Zungenbelag* durch das Kauen von dick zu dünn verändern kann.
- Je mehr ein Patient trinkt, umso *feuchter* ist die Zunge. Trinkt er weniger, dann zeigt sich ein *trockenerer* Zungenbelag.
- Nimmt der Patient heiße und scharfe Nahrung zu sich, ist die *Zungenfarbe* tiefer rot.
- Auch einzelne Nahrungsmittel verändern die *Farbe des Zungenbelags*: Rote Beete (rot), Karotten (gelb), Orangen (gelb), Bananen (schmierig-weiß), Spinat (grün und schmierig).
- Arzneimittel können die *Zungenfarbe* ebenfalls verändern: Vitamin-B, Kräutertee (☞ Abb. 98), Crataegus-Präparate.
- Auch Getränke, wie z. B. Milch, Coca Cola, Limonaden und Orangensaft, beeinflussen die *Zungenfarbe*.
- Nehmen die Patienten über längere Zeit Tee, Kaffee oder Nikotin zu sich, wird der *Zungenbelag* braun und trocken.

4 Inspektion der Zunge

4.1 Zungenbelag: Farbe

4.1.1 Weißer Belag

☞ Abb. 1–12

Weißer und dünner Zungenbelag

Die Zunge ist dünn und weiß belegt. Dieser Belag ist durchsichtig, d.h. der Zungenkörper ist sichtbar. Der weiße und dünne Zungenbelag hat nicht nur eine pathologische Bedeutung, sondern zeigt auch einen normalen physiologischen Zustand. Dabei ist der Belag ebenfalls dünn und weiß, aber auch normal feucht und glatt. Der Belag ist gleichmäßig verteilt (☞ Abb. 1).
Beim pathologischen Zustand ist der Zungenbelag dünn und weiß, der Patient hat ein Kältegefühl oder Fieber. Der Puls ist oberflächlich. Das bedeutet, dass eine oberflächliche Krankheit beginnt, z.B. der Anfang einer Erkältung (☞ Abb. 3). Ist der Belag etwas zu feucht, dann zeigt uns das, dass der Patient zur Zeit an Kälte- oder Nässe-Kälte-Krankheit leidet (☞ Abb. 41). Ist der dünne und weiße Belag trocken, d.h. die oberflächliche Krankheit bleibt noch im Körper verborgen, so ist bereits Lungen-Yin geschädigt. Der Puls ist oberflächlich und schnell (☞ Abb. 2).

Weißer und dicker Zungenbelag

Ist der Belag weiß, dick, glatt, feucht oder schmierig (sog. *Butterzungenbelag*), so ist daraus Nässe-Schleim-Krankheit, Nässe-Kälte-Krankheit oder eine Verdauungsstörung abzuleiten (☞ Abb. 5–8; 10; 12). Ist der dicke und weiße Belag trocken, dann ist Yin im Körper (Körpersäfte) durch Fieber verloren gegangen (☞ Abb. 9). Ist der Belag dick und weiß, aber auch geronnen, dann sind Schleim und Nässe im Magen gebunden (☞ Abb. 46). Dauert dieser Zustand länger an, entsteht daraus Hitze, die noch im Magen verbleibt. Ist der Belag dick, weiß und auf der Zungenoberfläche gleichmäßig wie weißes Pulver (*Pulverbelag*) verteilt, ist von einer epidemischen Krankheit oder einer Virusinfektion, z.B. Pest, Mumps, Cholera, auszugehen. Aber auch Geschwüre oder Infektionen der inneren Oragene (z.B. Hepatitis, Appendizitis, Pneumonie, Gastritis) können vorliegen (☞ Abb. 11). Im Körper ist zu diesem Zeitpunkt sehr starke innere Hitze. Der Puls ist füllig, schnell und gespannt.

Weißer Belag im Überblick

Zungenbelag	Erklärung nach TCM → Krankheitszeichen	Pulsdiagnose	symptombezogene Punktempfehlungen*	empfohlene Kräuterrezepturen**
weiß, dünn, glatt	Erkältung durch Kälte und Nässe → Kopf- und Rückenschmerzen, Abneigung gegen Kälte, leichtes Fieber	fadenförmig, weich	Du 20, Ma 8, Yintang, Gb 8, Gb 20, Gb 34, Ma 40	*Qiang Huo Sheng Shi Tang*
weiß, dünn, feucht	oberflächliche Krankheit durch Wind-Kälte → Abneigung gegen Kälte, Fieber, keine Schweißneigung, Kopf-, Nacken-, Gliederschmerzen	oberflächlich, saitenförmig	Gb 20, Yintang, Schläfe, Bl 10, Du 20, Du 14, Di 4, Gb 34, Bl 60	*Ma Huang Tang*
weiß, dünn, schmierig	Erkältung durch Nässe und Hitze im Sommer → Abneigung gegen Hitze, Schweißneigung, Unruhe, Durst, Kopfschmerzen, Fieber	schnell, füllig	Du 20, Pe 6, Di 4, Lu 7, Mi 6, Mi 9, Du 14	*Bai Hu Tang (+ –)*
weiß, dick, schmierig	Nässe-Schleim-Krankheit → Gliederschwere, Abneigung gegen Kälte, Brustbeklemmung, Druckschmerz im Oberbauch, Appetitlosigkeit, nachmittags leichtes Fieber, Verdauungsstörung	fadenförmig, saitenförmig	Gb 20, Bl 10, Ma 8, Gb 8, Lu 7, Pe 6, Di 4, Ma 40, Ma 36	*Huo Xiang Zheng Qi Tang*
weiß (wie Pulver), dick	Hitze-Krankheit durch äußere Wärme und Hitze, Sommerhitze → Hitzschlag, andauerndes hohes Fieber, großer Durst, Obstipation, Appetitlosigkeit, Erschöpfung, Schläfrigkeit, Infektion (viral)	saitenförmig, schnell, füllig	Di 4, 3E 5, Di 11, Lu 7, Gb 34, Le 3, Ma 44, Ma 36	*Jie Du Tang (+ –)*

* Leitbahnen sind in der gängigen Nomenklatur angegeben: Du (Du Mai) = LG (Lenkergefäß), Ren (Ren Mai) = KG (Konzeptionsgefäß), Pe (Perikard) = KS (Kreislauf/Sexualität)

** (+ –) Rezeptmischung kann individuell erweitert oder eingeschränkt werden; s. Anhang Rezepte

4.1.2 Gelber Belag

☞ Abb. 14–26
Beim gelben Zungenbelag unterscheidet die TCM 5 Typen:

Gelber, dünner und glatter Zungenbelag

Die krankheitsverursachenden Faktoren sind dabei schon in den Körper eingetreten. Körper-Yin (Körpersäfte, wie z. B. Wasser, Schweiß, Urin, Speichel, Schleim) ist aber noch nicht verloren. Hier liegt eine Nässe- und Wärme- Krankheit vor, etwa Cholezystitis oder Hepatitis. Der Patient hat Durst, nimmt aber nicht ausreichend Flüssigkeit zu sich. Er hat ein warmes Körpergefühl, rote Wangen, gerötete oder leicht gelbe Augen, Druckgefühl und stechende Schmerzen in Brust und Oberbauch. Der Puls ist etwas schnell und gespannt (☞ Abb. 14; 15).

Gelber, dünner und trockener Zungenbelag

Bei dieser Zungencharakteristik handelt es sich um Fülle-Hitze im Magen als Zeichen einer inneren Krankheit. Yin im Körper (Körpersäfte) ist bereits geschädigt oder verloren. Der Patient, bei dem häufig Magen- und Dickdarmprobleme vorliegen, hat großen Durst und verlangt nach kalten Getränken. Fieber, Schwitzen sowie Druck- und Beklemmungsgefühl in Brust und Oberbauch kommen hinzu. Typische Krankheiten sind z. B. Gastritis oder Obstipation. Der Puls ist groß, oberflächlich und schnell.

Gelber, schmieriger und feuchter Zungenbelag *(Butterzungenbelag)*

Der Körper beherbergt Nässe und Hitze. Bei einer solchen Nässe- und Hitze-Krankheit hat der Patient Durst, ohne ausreichend zu trinken. Er hat ein Fiebergefühl und einen heißen Körper. Typisch ist Husten mit viel schleimigem Auswurf. Mittel- und Oberbauch sind gebläht. Brustbeklemmungen und Druckschmerzen im Bereich des Oberbauchs sind ebenfalls zu beobachten. Klassische Krankheitsbeispiele sind Cholezystitis, Cholelithiasis und Asthma. Der Puls ist rollend (*Kugelpuls*), schnell und gespannt (☞ Abb. 16; 17). Gelber und schmieriger Belag im hinteren Bereich der Zunge ist Zeichen für Nässe- Hitze-Krankheit im unteren 3-Erwärmer. Krankheitsbeispiele hierfür sind Enteritis, Hämorrhoiden und Prostatitis (☞ Abb. 25).

Gelber, dicker und trockener mit Stacheln versehener Zungenbelag

Der Patient klagt über hohes Fieber und leidet an Yin-Mangel (Körpersäfte). Bei diesem Zungenbelag hat der Patient ebenfalls großen Durst und verlangt gekühlte Getränke. Der Oberbauch ist gebläht. Übelkeit und Obstipation sind weitere Zeichen. Typische Krankheitsbilder sind z. B. Pneumonie, Ileus oder akute Appendizitis. Der Puls ist groß, kräftig und schnell (☞ Abb. 19; 21). Gelber und trockener Zungenbelag am Zungenrand ist Zeichen für Leber- und Gallen-Hitze/Feuer. Typische Krankheitsbilder hierfür sind Hypertonie, Ohrgeräusche (Tinnitus, Fülle-Hitze-Typ) (☞ Abb. 26).

Dunkelgelber, trockener und rissiger Zungenbelag

Dieser Zungenbelag zeigt an, dass bei dem Patienten eine hochgradige Entzündung mit lang andauerndem Fieber vorliegt. Die Krankheit betrifft den ganzen Körper. Yin im Körper (Körpersäfte) ist verloren, und der Körper befindet sich im höchsten Wärme-/Hitze-Zustand. Typisch hierfür sind z. B. fiebrige Infektionskrankheiten, akute Tonsillitis, aber auch Leukämie oder Ileus. Der Puls ist schnell, gespannt und füllig (☞ Abb. 20; 22).

> Allgemein gilt: Je dunkler die gelbe Zungenbelagsfarbe, desto schlimmer ist der Krankheitsverlauf (☞ Abb. 23). Eine leicht gelbe Zunge kennzeichnet leichte Hitze-Krankheit, z. B. Erkältung, Husten, Halsschmerzen (☞ Abb. 24). Bei gelbem Zungenbelag liegt bereits eine schwere Hitze-Krankheit vor, z. B. Pneumonie, Urethritis, Nephritis, akute Hepatitis. Bei dunkelgelbem Zungenbelag schließlich sind Blockade, Stauung, schwere Pneumonie, Ileus und/oder ein akutes Abdomen als typische, schwere Krankheiten in Erwägung zu ziehen.

Gelber Belag im Überblick

Zungenbelag	Erklärung nach TCM → Krankheitszeichen	Pulsdiagnose	symptombezogene Punktempfehlungen*	empfohlene Kräuterrezepturen**
gelb, dünn, glatt, feucht	Nässe-Wärme-Krankheit → Durst, ohne ausreichende Flüssigkeitsaufnahme; rote Wangen, Fieber, Brustbeklemmung, Gelbsucht	etwas schnell, gespannt	Gb 34, Pe 6, Ni 3, Le 3, Ren 17, Mi 9	*Huang Qin Hua Shi Tang*
gelb, dünn, trocken	Erkältung durch Wind und Hitze → Schweißneigung, Durst, Fieber, Husten, Brustbeklemmung, Völlegefühl im Magen	oberflächlich, schnell	Gb 20, Du 14, Di 4, Di 11, Lu 7, Du 17, Ren 12, Ma 40	*Bei Mu Jie Biao Tang*
gelb, schmierig, feucht	Nässe-Hitze-Krankheit → Völlegefühl im Magen, Verdauungsstörung, Durst, ohne ausreichende Flüssigkeitsaufnahme; Fieber, Husten mit schleimigem Auswurf	schnell, rollend	Di 4, 3E 5, Mi 9, Ma 36, Mi 6, Ren 12, Ma 25, Ma 40	*San Jia Jian Zheng Qi San*
gelb, dick, trocken, mit Stacheln	Innere Fülle-Hitze, Hitze-Krankheit im Magen-Dickdarm-Bereich (Stacheln) → Durst, Vorliebe für gekühlte Getränke, Fieber, Schweißneigung, Brustbeklemmung und Druckgefühl im Oberbauch, Diarrhö	oberflächlich, füllig	Di 4, 3E 5, 3E 6, Du 14, Ma 25, Le 3, Ni 3, Ma 36	*Cheng Qi He Xiao Xian Xiong Tang*
dunkelgelb, trocken, rissig	Hitze-Krankheit, Verlust von Yin → Husten, Halsschmerzen, Durst, leichte Obstipation (trockener Stuhl), leichtes Fieber am Nachmittag	schnell, kräftig, füllig	Lu 7, Lu 9, Di 11, Mi 9, Mi 10, Ni 3, Mi 6, Le 3	*Xiao Cheng Qi Tang (+ –)*

* Leitbahnen sind in der gängigen Nomenklatur angegeben: Du (Du Mai) = LG (Lenkergefäß), Ren (Ren Mai) = KG (Konzeptionsgefäß), Pe (Perikard) = KS (Kreislauf/Sexualität)

** (+ –) Rezeptmischung kann individuell erweitert oder eingeschränkt werden; s. Anhang Rezepte

4.1.3 Grauer Belag

☞ Abb. 27; 28

Der graue Zungenbelag hat eine helle schwarze Farbe. Aus einem ursprünglich weißen Zungenbelag ist ein grauer Belag geworden, der häufig zusammen mit einem gelben Zungenbelag erscheint. Der graue Zungenbelag weist auf Hitze-Krankheit oder Nässe-Kälte-Krankheit hin.

Grauer und trockener Zungenbelag

Hitze und Feuer verbrauchen Yin im Körper (Körpersäfte), z. B. bei einer Erkältung mit hohem Fieber. Bei innerer Hitze der Organe kommt es ebenfalls zum Yin-Mangel. Es handelt sich dann um eine „unechte" Hitze, wie z. B. im Klimakterium oder bei Einschlafstörungen.

Grauer, feuchter und glatter Zungenbelag

Grauer, feuchter Belag ist ein Hinweis auf Schleim und Wasser, das sich in den Organen und Meridianen staut. Häufig ist dabei der Wasserhaushalt gestört, wie z. B. bei Ödemen. Bei diesem Zungenbelag kann es sich auch um eine Nässe-Kälte-Krankheit handeln mit Qi-Stauung in den inneren Organen durch Kälte (☞ Abb. 27).

Der graue Zungenbelag kennzeichnet eine schwere Erkrankung. Vielfach ist eine längere chronische Krankheit der Verdauungsorgane vorausgegangen. Auch kann Yin im Körper (Körpersäfte) verloren gegangen sein, was eine Übersäuerung des Magens mit sich bringt (☞ Abb. 28).

Grauer Belag im Überblick

Zungenbelag	Erklärung nach TCM → Krankheitszeichen	Pulsdiagnose	symptombezogene Punktempfehlungen*	empfohlene Kräuterrezepturen**
grau, braun	Sommer-Nässe → Brustbeklemmung, Übelkeit, Unruhe, brauner Urin, Durst, ohne ausreichende Flüssigkeitsaufnahme	schwach, langsam	Pe 6, Di 4, Du 17, Ren 12, Ma 25, Ma 40, Du 14	*Hua Shi Huo Xiang Tang*
grau, schwarz, trocken	Fülle-Hitze im oberen und mittleren 3-Erwärmer (Brust und Oberbauch) → Kopfschmerzen bei starker Erkältung, Husten mit Schleim, Halsschmerzen, Unruhe, Herzrasen, Durst, rotes Gesicht, trockene Lippen, Oberbauchschmerzen, gelber Urin	saitenförmig, schnell	Di 4, Pe 6, Lu 7, 3E 5, Di 11, Gb 34, Ma 36, Le 3, Ma 44, Mi 6	*Liang Ge San*
grau, feucht, glatt	Nässe-Kälte in Milz und Magen (feuchter, glatter Belag) → Magendruck und Völlegefühl, gelbes Gesicht, Müdigkeit, Abgeschlagenheit, Miktionsprobleme, kalte Hände und Füße	saitenförmig, rollend	Pe 6, Ren 12, Ren 6, Ren 4, Ren 3, Ma 36, Bl 60, Bl 20, Bl 21	*Cao Guo Yin Chen Tang*
grau, dick, schmierig	Sommer-Nässe und Hitze-Krankheit → Brustbeklemmung, Magendruck, leichtes Fieber, Übelkeit, Durst, Unruhe, Schweißausbruch, wenig Urin	stark, füllig	Di 4, 3E 5, Pe 6, Ren 17, Ren 12, Ma 36, Ni 3, Bl 60, Ma 40, Ma 44	*Xing Ren Hua Shi Tang*

* Leitbahnen sind in der gängigen Nomenklatur angegeben: Du (Du Mai) = LG (Lenkergefäß), Ren (Ren Mai) = KG (Konzeptionsgefäß), Pe (Perikard) = KS (Kreislauf/Sexualität)

** (+ –) Rezeptmischung kann individuell erweitert oder eingeschränkt werden; s. Anhang Rezepte

4.1.4 Schwarzer Belag

☞ Abb. 29; 30

Beim schwarzen Belag ist die Farbe noch dunkler als beim grauen Belag. Häufig entwickelt sich der graue, gelbe Zungenbelag zum schwarzen Belag. Der schwarze Zungenbelag kennzeichnet im Allgemeinen eine schwere Stufe einer Erkrankung. Der schwarze Zungenbelag des Rauchers ist davon natürlich ausgenommen.

Schwarzer und trockener Zungenbelag

Beim schwarzen und trockenen Zungenbelag liegt Yin-Leere vor, die auf hohes Fieber mit großem Yin-Verlust zurückgeht (☞ Abb. 29).

Schwarzer und trockener Zungenbelag mit Furchen und Rissen

Dieser Zungenbelag gibt uns den Hinweis auf sehr starke innere Hitze, auf einen Krankheitszustand mit höchster Lebensgefahr (☞ Abb. 30).

Schwarzer, feuchter und glatter Zungenbelag

Zeigt der Patient diesen Zungenbelag, dann liegt bei ihm eine Milz- und Nieren-Yang-Schwäche vor. Häufig sind hierbei Ödeme festzustellen.

Allgemein gilt: Bezogen auf die Einteilung der Zunge in einen vorderen, mittleren und hinteren Abschnitt können wir in dem schwarzen und trockenen Belag an der Zungenspitze eine übermäßige Herz-Energie erkennen. Ist die Zungenmitte schwarz und trocken, so kann das Obstipaton, Flüssigkeitsverlust oder Magen-Qi-Verlust bedeuten. Ist die Zunge im Bereich der Zungenwurzel schwarz und trocken, so lässt sich daraus Hitze im Bereich des unteren 3-Erwärmers ableiten (☞ Abb. 44). Wird im Verlauf einer Krankheit die schwarze Zungenfarbe immer intensiver, so zeigt uns das eine Verschlimmerung des Krankheitsverlaufs.

Schwarzer Belag im Überblick

Zungenbelag	Erklärung nach TCM → Krankheitszeichen	Pulsdiagnose	symptombezogene Punktempfehlungen*	empfohlene Kräuterrezepturen**
schwarz, trocken	nach einer Fieber-Krankheit: Nieren-Yin-Verlust; auch wegen längerer chronischer Krankheit: Nieren-Yang- und Yin-Mangel → Durst, ohne ausreichende Flüssigkeitsaufnahme; Übelkeit, Hitzegefühl, Unruhe	schnell, tief, schwach	Du 20, Pe 6, Ren 4, Ren 6, Ma 36, Mi 6, Mi 9, Bl 23, Du 4	*Qing Gong Tang (+ –)*
schwarz, sehr trocken	Wärme-Krankheit und Fülle-Hitze im Dickdarm (sehr trockener Belag) → Sprache laut und unklar, akutes Abdomen, Obstipation, oberflächliche Atmung, Abneigung gegen Hitze, keine Abneigung gegen Kälte, Infektion (viral)	stark, füllig	Di 4, 3E 5, Di 11, Lu 7, Pe 6, Gb 34, Mi 6, Ni 3, Le 3, Ma 40	*Da Cheng Qi Tang*
schwarz, feucht, schmierig	**1.** Nässe-Wärme-Krankheit, Fieber-Krankheit, Nässe-Hitze-Schleim-Erkrankung → Brustbeklemmung, Durst, ohne ausreichende Flüssigkeitsaufnahme	schnell, rollend	Di 4, 3E 5, Pe 6, Ma 36, Ma 40, Ma 44, Gb 34	*Qing Qi Hua Tan Wan*
	2. Leere-Kälte-Krankheit, Kälte-Schleim-Erkrankung → Diarrhö oder breiiger Stuhl, keinen Durst, kalte Hände und Füße	tief, langsam rollend	Pe 6, Ma 25, Ren 12, Ren 6, Ren 4, Bl 23, Du 4, Ma 36, Ma 40, Mi 9	*Li Zhong Hua Tan Wan*

* Leitbahnen sind in der gängigen Nomenklatur angegeben: Du (Du Mai) = LG (Lenkergefäß), Ren (Ren Mai) = KG (Konzeptionsgefäß), Pe (Perikard) = KS (Kreislauf/Sexualität)

** (+ –) Rezeptmischung kann individuell erweitert oder eingeschränkt werden; s. Anhang Rezepte

4.2 Zungenbelag: Qualität

4.2.1 Dicker und dünner Zungenbelag

☞ Abb. 31–33

Der Unterschied zwischen dem dicken und dem dünnen Zungenbelag besteht darin, dass man bei dem dünnen Zungenbelag die Zungenfarbe sehen kann, bei dem dicken Zungenbelag dagegen nicht.

Bei dem dicken Zungenbelag liegt in der Regel eine schwere Erkrankung vor. Der dicke Zungenbelag entsteht durch inneren Schleim, der im Magen gebunden bleibt (☞ Abb. 31).

Der dünne Zungenbelag zeigt uns eine oberflächliche Krankheit, z. B. eine Erkältung, an. Das Immunsystem ist noch nicht geschädigt (☞ Abb. 32). Wird im Verlauf einer Krankheit ein dünner Zungenbelag zu einem dicken Belag, verschlimmert sich die Krankheit. Wird andererseits der Zungenbelag immer dünner, so wird das Immunsystem stärker, und der Krankheitsverlauf bessert sich (☞ Abb. 33).

4.2.2 Feuchter und trockener Zungenbelag

☞ Abb. 34–37

Der normale Zungenbelag ist weder trocken noch feucht (☞ Abb. 34). Bei dem feuchten Zungenbelag müssen wir darauf achten, wie stark die Feuchtigkeit ist. Kann etwa der Patient die Feuchtigkeit auf der Zunge nicht mehr zurückhalten, so liegt Milz- und Nieren-Yang-Schwäche vor. Im Körper befindet sich zuviel Kälte und Nässe. Häufig klagt der Patient über Nephritis und Ödeme (☞ Abb. 35).

Der trockene Zungenbelag ist gekennzeichnet durch eine überschießende Yang-Energie mit großer Hitze. Es mangelt an Yin im Körper (Körpersäfte), wie z. B. Schweiß, Blut, Urin, Speichel. Dieser Zungenbelag ist rau und grob, er sieht wie ein trockenes Feld aus (☞ Abb. 36; 37). Wenn dieser Belag vom trockenen Zustand in den feuchten Zustand übergeht, dann sinkt in der Regel das Fieber und die Körpersäfte normalisieren sich. Wird der Zungenbelag dagegen trockener, so steigt das Fieber, die Yang-Energie wird größer, und Hitze verbleibt im Körper.

4.2.3 Schmieriger und geronnener Zungenbelag

☞ Abb. 38–47
Der schmierige Zungenbelag sieht aus wie ein dick mit Butter bestrichenes Brötchen. Der Belag ist dick, fest und klebrig (☞ Abb. 16; 17). Man spricht deshalb auch von einem *Butterzungenbelag*. Hier liegen Nässe und Hitze im Magen sowie eine Verdauungsstörung vor (☞ Abb. 38; 39; 40; 42; 44).
Der geronnene Zungenbelag sieht eiterähnlich oder wie verdorbener Frischkäse aus. Dieser Belag lässt sich leicht entfernen. Er gibt Hinweis auf innere Nässe und Hitze sowie Geschwüre in den inneren Organen wie z.B. Magen, Leber, Darm. Ebenso lässt dieser Belag auf eine epidemische Erkrankung wie etwa Ruhr oder Syphilis schließen (☞ Abb. 45–47).
Beide Zungenbeläge zeigen uns innere Nässe, Hitze, Schleim-Krankheit oder eine Verdauungsstörung an. Im Körper des Patienten herrscht Yang-Mangel und gleichzeitig zu viel Nässe.

4.2.4 Sich ablösender Zungenbelag

☞ Abb. 49–55
Der Zungenbelag kann sich schnell ganz oder teilweise ablösen. Der sich ablösende Belag kann sich an der vorderen Zunge oder im mittleren Zungenbereich befinden (☞ Abb. 50–54). Der Belag bleibt teilweise punktuell auf die Zunge verteilt zurück. Sieht der sich ablösende Belag wie eine Landkarte aus, so spricht man von einer *Landkartenzunge* (☞ Abb. 43; 49). Hat die Zunge überhaupt keinen Belag, ist aber hell und glatt, so nennen wir diese Zunge *Spiegelzunge* (☞ Abb. 55).
Ursachen für diesen Zungenbelag sind Magen-Qi- und Yin-Mangel. Beide Anteile sind stark geschädigt. Bei wenigen Patienten ist dieser Zungenbelag ein Hinweis auf eine allergische Reaktion (z.B. allergisches Asthma bei Kindern). Es können aber auch ein Enzym- und Vitaminmangel sowie eine Funktionsschwäche von Leber, Pankreas oder Niere ausschlaggebend sein.
Ist der Zungenbelag noch weitgehend erhalten, so ist der Verlust von Magen-Qi und Yin nicht so erheblich. Bei einer *Spiegelzunge* dagegen ist Magen-Qi fast verloren und es herrscht eine Magen-Yin-Leere, als Zeichen für eine lebensgefährliche Erkrankung oder eine Anämie, Ernährungsmangel und Allergien bei Kindern. Nimmt im Verlauf der Erkrankung der Zungenbelag wieder zu, dann ist das eine günstige Prognose für den weiteren Krankheitsverlauf. Magen-Qi und Yin steigen wieder an.

4.3 Zunge: Farbe und Feuchtigkeit

Die normale Zungenfarbe ist hellrot und leuchtend. Pathologische Farben sind die helle und blasse Zunge, die rote Zunge, die tiefrote Zunge, die purpurne und die blaue Zunge.

4.3.1 Helle, blasse und hellrote Zunge

☞ Abb. 56–57

Diese Farbe ist heller als die hellrote Farbe der normalen Zunge. Sie kann sogar als farblos bezeichnet werden. Die Ursachen dafür sind einerseits Blut- und Qi-Schwäche, wobei die Zunge nicht genügend mit Blut versorgt wird. Andererseits ist die Yang-Energie zu schwach, als dass das Blut kraftvoll zirkulieren kann. Deshalb erreicht nur eine geringe Menge Blut die Zunge.

Helle, blasse, dünne und kleine Zunge

Bei einer hellen, blassen, dünnen und kleinen Zunge liegt eine Qi- und Blut-Schwäche vor. Der Patient klagt über Müdigkeit, Herzrasen und Vergesslichkeit. Er spricht sehr langsam und ist allgemein kraftlos (☞ Abb. 57).

Helle, blasse, dicke und zarte Zunge

Ist die Zunge hell, blass, dick und zart, handelt es sich um einen Yang-Energie-Mangel. Bei einem Mangelzustand von Milz-Yang hat der Patient keinen Appetit, Blähungen und Durchfall.

Bei einem Mangelzustand von Nieren-Yang hat der Patient kalte Hände und Füße und meidet Kälte. Das Gesicht und die Füße sind geschwollen.

Allgemein gilt: Mit einer hellen, blassen Zunge sind folgende Krankheiten assoziiert: Anämie, Zustand nach der Entbindung, Blutverlust, Leukämie, Zustand nach Chemotherapie und Bestrahlung, Nephritis, Impotenz und Unfruchtbarkeit (☞ Abb. 56).

Helle, blasse Zunge im Überblick

Zungenfarbe	Erklärung nach TCM › Krankheitszeichen	Pulsdiagnose	symptombezogene Punktempfehlungen*	empfohlene Kräuterrezepturen**
hell, blass	**1.** Kälte-Leere-Krankheit (Milz- und Magen-Yang-Mangel) → Erbrechen, Bauchschmerzen, Polyurie, keinen Durst, Vorliebe für warme Getränke	schwach, fadenförmig	Di 4, Ren 12, Ma 25, Ren 4, Ren 6, Bl 23, Du 4, Ma 36, Mi 6	*Gui Fu Li Zhong Tang*
	2. Blut-Schwäche, lange chronische Krankheit durch Yang(Qi)-Mangel → blasses Gesicht, blasse Lippen, Erschöpfung, Appetitlosigkeit, Menstruationsstörung mit Blähungen	dünn, langsam	Du 20, Pe 6, Mi 6, Mi 10, Ni 3, Ma 36, Ren 6, Ren 4, Mi 6, Mi 10	*Zhi Gan Cao Tang (+ –)*
hell, blass, feucht	**1.** Milz- und Nieren-Yang-Mangel → blasses Gesicht, Füße und Hände geschwollen, Körper- und Gliederschmerzen	fadenförmig, langsam	Du 4, Bl 23, Ren 4, Ren 6, Mi 6, Mi 9, Ma 36	*Xiao Jian Zhong Tang*
	2. Schwäche und Kälte in Milz und Herz → Muskelschmerzen, Schweregefühl des Körpers, Fußödem, Herzschmerzen (Angina pectoris), Kälte-Typ mit kalten Händen und Füßen, Schweißneigung, Bradykardie	dünn, schwach, weich	He 7, Pe 6, Mi 6, Mi 9, Ni 3, Ma 36, Ma 41, Bl 23, Du 4	*Lu Fu Tang*
hell, blass, trocken	**1.** Sommer-Hitze-Krankheit → keine Schweißneigung, großer Durst	groß, schwach, weich	Di 4, Pe 6, Gb 34, Ni 3, Mi 6, Lu 7, Ma 44	*Yin Qiao San*
	2. Nässe- und Wärme-Krankheit → Erkältung im Sommer, Kopfschmerzen (Druckkopfschmerzen), Schweregefühl im Kopf, kein Appetit, Beklemmungsgefühl, nachmittags leichtes Fieber	schwach, weich	Du 20, Gb 20, Ren 12, Ren 17, Mi 6, Ma 36, Ma 40	*San Ren Tang*

* Leitbahnen sind in der gängigen Nomenklatur angegeben: Du (Du Mai) = LG (Lenkergefäß), Ren (Ren Mai) = KG (Konzeptionsgefäß), Pe (Perikard) = KS (Kreislauf/Sexualität)

** (+ –) Rezeptmischung kann individuell erweitert oder eingeschränkt werden; s. Anhang Rezepte

4.3.2 Rote Zunge

☞ Abb. 58–61
Gegenüber der normalen gesunden Zungenfarbe ist die Zunge tiefer rot. Befindet sich der Körper in einem warmen Zustand, dann fließt das Blut schneller und der Kreislauf ist gefordert. Wenn sich dadurch entstandene Hitze in den Blutgefäßen staut, dann ist die Zungenspitze rot, sogar tiefrot. Die rote Zunge ist mit Hitze-Krankheit verbunden (☞ Abb. 58; 60). Sieht die rote Zunge nicht zart und frisch aus, hat sie einen dicken, braunen Belag und ist manchmal mit trockenen Stacheln versehen, so liegt Fülle-Hitze-Krankheit vor. Die Lunge ist geschädigt, und es mangelt an Yin im Körper (Körpersäfte) (☞ Abb. 21). Ist die rote Zunge dick, zart, hat kaum Belag, und Furchen durchziehen sie, so lässt sich dieses Erscheinungsbild mit „unechter" Hitze wegen Yin-Mangel in Verbindung bringen (☞ Abb. 59; 61).

Allgemein gilt: Eine rote Zungenspitze kennzeichnet Herz-Hitze; ein roter Zungenrand gibt Hinweise auf Leber- und Galle-Hitze. Die rote Zungenmitte schließlich macht deutlich, dass Hitze im mittleren 3-Erwärmer, z. B. Magen-Hitze, vorliegt.

Rote Zunge im Überblick

Zungen-farbe	Erklärung nach TCM → Krankheitszeichen	Puls-dia-gnose	symptom-bezogene Punktemp-fehlungen*	empfohlene Kräuter-rezepturen**
hellrote Farbe	Blut-Schwäche-Krankheit, „unechte" Hitze durch Yin-Schwäche → Müdigkeit, Kraftlosigkeit, blasses Gesicht, helle Lippen, nachmittags warmes Körpergefühl, Durst, trockener Hals, Magenschmerzen (Sodbrennen)	faden-förmig, schnell	Pe 6, He 7, He 3, Ren 6, Mi 6, Mi 10, Ni 3, Le 3, Ma 36	*Zhi Gan Cao Tang (+ –)*
rote, trockene Zunge	**1.** Blut-Hitze-Krankheit: Hitze im Blut und in den Blutgefäßen → hohes Fieber, manchmal mit Bewusstlosigkeit, Unruhe, blutiges Erbrechen, Nasenbluten, blutiger Stuhl	füllig, schnell, kräftig	Di 4, Lu 7, Di 11, Du 26, Mi 6, Mi 10, Ni 3, Ma 44, Le 3	*Qing Ying Tang*
	2. „unechte" Hitze-Krankheit: Yin-Verlust nach Fieber → Erschöpfung, warme Hände, Füße und Brust, Durst, trockener Hals	faden-förmig, schwach	Pe 6, He 7, Di 11, Du 17, Mi 6, Mi 9, Mi 10, Ni 3, Le 3	*Ji Ling Gao*
	3. Herz-Hitze/Feuer-Krankheit → heißes Gefühl in der Brust, Unruhe, Herzrasen, Schlaflosigkeit, Durst, wenig Urin, Urin braun, manchmal Dysurie	faden-förmig, schnell	He 7, He 3, Pe 6, Ren 17, Di 11, Gb 34, Ren 4, Bl 60, Ni 3, Le 3	*Dao Chi San*
rote Zunge mit Stacheln	Fülle-Hitze in Leber und Galle → stechende Oberbauchschmerzen, Kolikschmerzen (hier: Gallensteine), Druckgefühl unter den Rippen, bitterer Geschmack, Völlegefühl , Sodbrennen, Aufstoßen, Schluckauf, starke Migräne, Migräneanfall	bogen-saiten-förmig, schnell	Di 4, 3E 5, Le 14, Gb 24, Gb 34, Pe 6, Mi 6, Ni 3, Le 3	*Xiao Chai Hu Tang (+ –)*

Rote Zunge im Überblick *(Fortsetzung)*

Zungenfarbe	Erklärung nach TCM → Krankheitszeichen	Pulsdiagnose	symptombezogene Punktempfehlungen*	empfohlene Kräuterrezepturen**
rote Zunge mit Furchen	„unechte" Hitze-Krankheit, Verlust von Yin → großer Durst mit Bedürfnis, viel zu trinken; großer Hunger, dünner, schmaler Körper	fadenförmig, schnell	He 7, Pe 6, Ma 25, Ren 12, Mi 6, Mi 10, Mi 6, Mi 9, Mi 10, Ma 44, Ni 3	*Gan Lu Yin*
rote Zunge mit roten Punkten	schwere Blut-Hitze-Krankheit → Halsschmerzen, Pharyngitis, Husten, Herzrasen, manchmal Bewusstlosigkeit, Fieber, Durst, Unruhe	füllig, schnell	Di 4, Di 11, 3E 5, Lu 7, Yintang, Pe 6, He 7, Bl 13, Du 14	*Qing Xin Liang Ge San und Xiao Cheng Qi Tang*
rote Zunge mit schwarzen Punkten	schwere allgemeine Feuer- und Hitze-Krankheit → hohes Fieber, Durst, Unruhe, Herzrasen, Bewusstlosigkeit, brennendes Gefühl in Brust und Zwerchfell, Völlegefühl im Magen, Verdauungsstörung, Bauchschmerzen, Obstipation	saitenförmig, kräftig	Gb 20, Du 14, Pe 6, 3E 5, Le 14, Gb 24, Gb 34, Ren 12, Pe 6, Ma 36, Ma 44, Le 3	*Da Chai Hu Tang und Liang Ge San*
rote Zunge mit weißen Punkten	**1.** Fülle-Hitze-Krankheit → Fieber, Unruhe, Durst, Halsschmerzen, Halsschwellung, Zungenschmerzen (akute Erkrankung)	schnell, kräftig	Du 20, Gb 20, Di 4, Lu 7, He 7, Du 23, Gb 34, Ma 44, Le 3	*Qing Wen Bai Du Yin*
	2. „unechte" Hitze-Krankheit (Lungen- und Magen-Yin-Mangel) → leichtes Fieber, Durst (Pat. will nicht viel trinken), Unruhe, Herzrasen, manchmal leichte Bewusstlosigkeit (chronische Erkrankung)	schnell, fadenförmig	Lu 7, Lu 9, Lu 5, Pe 6, He 7, Ma 36, Mi 6, Ni 3	*Sha Shen Mai Men Dong Tang*

* Leitbahnen sind in der gängigen Nomenklatur angegeben: Du (Du Mai) = LG (Lenkergefäß), Ren (Ren Mai) = KG (Konzeptionsgefäß), Pe (Perikard) = KS (Kreislauf/Sexualität)

** (+ –) Rezeptmischung kann individuell erweitert oder eingeschränkt werden; s. Anhang Rezepte

4.3.3 Tiefrote Zunge

☞ Abb. 62–64

Eine tiefrote Zungenfarbe bedeutet, dass die Farbe noch tiefer und dunkler ist als bei der roten Zunge.

Zu Beginn einer Krankheit hat der Patient häufig eine rote Zungenfarbe, die dann in eine tiefrote Farbe übergeht (☞ Abb. 62). Die Ursachen für diese tiefrote Zungenfarbe sind vielfach hohes Fieber, über längere Zeit anhaltender Vitaminmangel und Wasserverlust. Bei einer fortschreitenden Bakterieninfektion ist die Zungenfarbe ebenfalls tiefrot und der Zungenbelag ist trocken. Das sind Anzeichen für eine schwere Erkrankung. Ist die tiefrote Zunge trocken, ohne Belag und mit Furchen versehen, so liegt „unechte" Hitze wegen Nieren-, Leber- und Magen-Yin-Mangel vor (☞ Abb. 63; 64).

Allgemein gilt: Auch hier gibt die Veränderung der Farbintensität der Zunge einen prognostischen Hinweis: Wird die tiefrote Zungenfarbe dunkler, dann verschlechtert sich das Krankheitsbild. Wird dagegen die tiefrote Farbe heller, dann bessert sich der Krankheitszustand des Patienten.

Tiefrote Zunge im Überblick

Zungenfarbe	Erklärung nach TCM → Krankheitszeichen	Pulsdiagnose	symptombezogene Punktempfehlungen*	empfohlene Kräuterrezepturen**
tiefrote Farbe mit gelben und weißen Punkten	Nässe-Hitze-Krankheit, Fieber-Krankheit, Yin-Verlust, → Zungengeschwür, Durst, Infektion (viral)	kräftig, schnell	Di 4, Pe 6, He 7, Di 11, Ma 36, Ma 40, Ni 3, Mi 6, Mi 9, Le 3	*San Huang Shi Gao Tang (+ –)*
tiefrote Farbe mit großen roten Punkten	Nässe-Hitze-Krankheit im Blut, Fieber-Krankheit, rote Punkte sind Geschwüre (Blut-Hitze) → Durst (Pat. trinkt jedoch nicht viel), leichtes Fieber, Druckkopfschmerzen, Sodbrennen	kräftig, schnell	Di 4, Pe 6, Lu 7, Du 14, Mi 6, Mi 10, Ma 40, Ma 44	*Huang Lian Jie Du Tang (+ –)*
tiefrote Farbe (Spiegelzunge)	„unechte" Hitze-Erkrankung, Z. n. nach Fieber-Krankheit, Yin-Verlust (Körpersäfte) → Erschöpfung, Müdigkeit, Durst, ohne ausreichend zu trinken	füllig, schwach	Du 20, Pe 6, He 7, Lu 7, Ma 36, Mi 6, Ni 3, Le 3, Bl 23	*Zhi Gan Cao Tang (+ –)*
tiefrote Farbe mit schmierigem Belag	Hitze-/Nässe-Krankheit im Sommer, Hitze/Nässe stören oder blockieren Perikard → Hitzschlag, Übelkeit, Unruhe, manchmal Bewusstlosigkeit (Zeichen für Perikard-Störung), Fabulieren	füllig, kräftig	Du 20, Gb 20, Schläfe, Du 26, Pe 6, He 7, Mi 6, Le 3, Ma 40	*Qing Ying Tang (+ –) I*
tiefrote Zunge mit trockenem Belag	Hitze-Krankheit in Lunge → hohes Fieber, großer Durst, Pneumonie, manchmal Bewusstlosigkeit, Unruhe, Fabulieren, gelber Urin, leichte Obstipation	füllig, schnell	Di 4, Lu 7, Di 11, Du 14, Bl 13, He 7, Gb 20, Ma 40, Ma 44, Le 3, Ni 3, Mi 6	*Qing Ying Tang (+ –) II*
frische rote bis tiefrote Farbe	Fülle-Hitze, Hitze stört Perikard und Herz und blockiert es → manchmal Bewusstlosigkeit, Fabulieren, hohes Fieber, Fieberkrampf, Epilepsie (Hitze-Typ), Hysterie	füllig, kräftig, schnell	Di 4, 3E 5, Di 11, Lu 7, Pe 6, Du 14, Gb 34, Ma 44, Du 26	*Niu Huang Wan (+ –)*

* Leitbahnen sind in der gängigen Nomenklatur angegeben: Du (Du Mai) = LG (Lenkergefäß), Ren (Ren Mai) = KG (Konzeptionsgefäß), Pe (Perikard) = KS (Kreislauf/Sexualität)

** (+ –) Rezeptmischung kann individuell erweitert oder eingeschränkt werden; s. Anhang Rezepte

4.3.4 Purpurne Zunge

☞ Abb. 66–68

Die purpurne Zungenfarbe kennzeichnet Blut- und Qi-Stauung wegen Kälte, Hitze oder Nässe-Schleim; Blut staut sich in den Organen. Als Krankheitsbilder sind z. B. Nässe-Hitze, Alkoholvergiftung oder eine Virusinfektion zu nennen (☞ Abb. 66).

Ist die purpurne Zunge trocken, liegt hohes Fieber vor. Durch Hitze wird Yin geschädigt, und das Blut staut sich.

Bei der feuchten, glatten, purpurnen Zunge ist Yang-Energie schwach, Yin-Energie und Kälte sind dagegen stark (☞ Abb. 67). Sind bei dieser Zunge zusätzlich am Zungenrand purpurne Flecken und Punkte zu sehen, dann staut sich das Blut in den inneren Organen (☞ Abb. 68). Bei einer epidemischen Erkrankung oder Virusinfektion ist die purpurne Zunge fast blau, dick und geschwollen.

Purpurne Zunge im Überblick

Zungenfarbe	Erklärung nach TCM → Krankheitszeichen	Pulsdiagnose	symptombezogene Punktempfehlungen*	empfohlene Kräuterrezepturen**
purpurne Farbe mit feuchtem Belag	Blut-Stagnation durch Nässe und Kälte → stechende Schmerzen in Brust und Oberbauch, Unruhe, Herzrasen, kein Durst, Brustbeklemmung	schnell, rau	Pe 6, Lu 7, Du 17, Le 14, Ma 25, Ma 36, Mi 10	*Xi Jiao Di Huang Tang* *(+ –)*
purpurne Farbe mit trockenem Belag	Blut-Hitze-Krankheit, Bakteriämie → dunkle und trübe Gesichtsfarbe, Unruhe, Herzrasen, Durst, Fieber, Verschlechterung der Beschwerden nachts	schnell	Du 20, Di 4, Di 11, Pe 6, He 7, Du 14, Mi 6, Mi 10	*Qing Ying Tang*
purpurne Farbe mit trockenem und rissigem Belag	Blut-Hitze-Krankheit, Bakteriämie (akuter Schub) → hohes Fieber, großer Durst, stechende Kopfschmerzen, punktförmige Hautblutung (Petechien)	saitenförmig, schnell	Du 14, Di 4, Di 11, 3E 5, Ni 3, Mi 6, Mi 10, Ma 36, Gb 34, Le 3	*Qing Wen Bai Du Yin*
purpurne Farbe mit blauen Punkten	**1.** Lungen-Hitze-Krankheit und Blut-Hitze-Krankheit (leicht) → Pneumonie ohne Schweißneigung; hohes Fieber, Durst, Verschlechterung nachts, Herzrasen, Unruhe, Schlaflosigkeit, manchmal allergische Hautreaktionen	voller Puls an der Herz- und Lungenstelle	Lu 7, Lu 9, Du 14, He 7, Mi 6, Mi 10, Ni 3	*Huang Lian Hua Ban Tang*
	2. innere Hitze und Hitze-Stagnation → typisches Zeichen für eine Alkoholvergiftung	füllig, schnell	Di 4, Pe 6, Ma 25, Ma 36, Mi 10, Gb 34, Le 3, Ma 44	*Sheng Ma Ge Geng Tang*

* Leitbahnen sind in der gängigen Nomenklatur angegeben: Du (Du Mai) = LG (Lenkergefäß), Ren (Ren Mai) = KG (Konzeptionsgefäß), Pe (Perikard) = KS (Kreislauf/Sexualität)

** (+ –) Rezeptmischung kann individuell erweitert oder eingeschränkt werden; s. Anhang Rezepte

4.3.5 Blaue Zunge

☞ Abb. 70–73
Die blaue Zungenfarbe ist mit der Farbe von subkutanen Venen vergleichbar. Bei dieser Zungenfarbe befindet sich zuviel Kälte im Inneren des Körpers. Das Blut fließt schwach und staut sich anschließend. Das ist ein Zeichen für Kreislaufbeschwerden und Sauerstoffmangel im Körper (☞ Abb. 71).
Ist die ganze Zunge blau, leidet der Patient an Kälte-Krankheit. Ist die blaue Farbe nur am Zungenrand zu sehen, so liegt Blut-Stauung im Innern des Körpers vor (☞ Abb. 73). Wenn die Zungenfarbe aus purpurnen und blauen Anteilen besteht, dann hat der Patient hohes Fieber. Bei einer Leber- und Galle-Krankheit oder Herz-Krankheit ist häufig ebenfalls eine blaue Zunge zu sehen (☞ Abb. 70). Die blaue Zungenfarbe ist auch ein Kennzeichen für eine erhöhte Erythrozytenzahl bei einer beginnenden Thrombozythämie.
Die blaue Zungenfarbe kommt im Verhältnis zu den anderen Zungenfarben sehr selten vor. Deshalb entfällt hier die Zusammenfassung in Tabellenform.

4.4 Zungenform/-größe

4.4.1 Dicke und geschwollene Zunge

☞ Abb. 74; 75
Bei der dicken Zunge herrscht im Körper innere Nässe vor. Der Wasserhaushalt ist gestört. Innerer Schleim blockiert den Körper. Die Yang-Energie ist geschwächt. Das im Körper befindliche Wasser kann wegen Qi-Mangel nur sehr schlecht zirkulieren. Das kann z.B. zu Ödemen, Nephritis, Menière-Krankheit oder Asthma führen.
Die geschwollene Zunge ist gegenüber der dicken Zunge größer, aufgeschwemmter und etwas gespannter. Diese Zungenform zeigt uns, dass im Körper des Patienten Blut-Hitze vorliegt (☞ Abb. 75). Daneben kann es sich um eine Alkoholvergiftung handeln (☞ Abb. 74).
Diese allgemeinen Ausführungen zu der dicken und geschwollenen Zungenform können noch durch die Zuordnung von Zungenfarbe und Zungenbelag präzisiert werden. Weist die dicke Zunge eine helle Farbe auf, so liegt ein Mangelzustand von Milz- und Nieren-Yang vor (z.B. bei Ödemen; ☞ Abb. 56). Zeigt die dicke Zunge eine hellrote Farbe verbunden mit einem braunen und schmierigen Zungenbelag, dann leidet der Patient an Nässe-Hitze- und Schleim-Krankheit (☞ Abb. 44). Werden bei der dicken Zunge mit

hellroter Farbe auch Zahneindrücke sichtbar, ist die Milz-Energie geschwächt und die Verdauung schwach (☞ Abb. 84). Die Milzfunktion ist gestört, weil sich innerer Schleim und Nässe gebildet haben.

4.4.2 Kleine und dünne Zunge

Die kleine und dünne Zunge hat ihre Ursache in einer Herz- und Milz-Schwäche. Es mangelt an Qi, Blut und Yin im Körper (Körpersäfte). Der Zungenkörper einer kleinen und dünnen Zunge wird nicht ausreichend durchblutet.
Ist neben dieser Zungenform eine helle Farbe zu erkennen, sind Qi und Blut geschwächt, z. B. bei Hypotonie oder Leukämie. Ist dagegen die Farbe tiefrot, hat der Patient hohes Fieber gehabt. Sein Yin im Körper (Körpersäfte) ist bereits verloren gegangen. Das kennzeichnet z. B. einen Zustand nach überstandener Pneumonie. Andererseits trifft diese Zungenbeschreibung auch zu, wenn „unechte" Hitze wegen einer lang andauernden Yin-Schwäche vorliegt, z. B. im Klimakterium.

4.4.3 Stachelzunge

☞ Abb. 76–79
Bilden sich Punkte und/oder Stacheln auf der Zungenoberfläche, so sind diese meistens rot, aber auch weiße und schwarze Punkte sind zu beobachten.
Ein Patient mit einer Punkt- und/oder Stachelzunge leidet vielfach an einer Bakterien- oder Virusinfektion. Blut-Hitze schadet zuerst dem Perikard und dann dem Herzen. Krankheitsbilder zu diesem Zungentyp sind z. B. Scharlach, Masern, Grippe, Leukämie, Pneumonie oder Tonsillitis (☞ Abb. 76–79).

4.4.4 Risse- und Furchenzunge

☞ Abb. 80–93
Wenn Risse und Furchen nicht von einem Zungenbelag zugedeckt werden, sprechen wir von einer Risse- und Furchenzunge.
Diese Risse und Furchen können entweder auf der ganzen Zungenoberfläche verteilt sein oder nur an der Zungenspitze oder dem Zungenrand auftreten. Sie haben keine bestimmte Verlaufsrichtung. Manche sind tief, andere sehen aus wie Falten. Bei größerer Tiefe der Risse und Furchen schmerzt die Zunge häufig.

Ursachen für dieses Zungenbild sind Blut-Mangel oder Yin-Verlust (Körpersaft), weil dadurch der Zungenkörper nicht ausreichend mit Blut und Qi versorgt wird.
Im Folgenden wird eine Zuordnung von der Risse- und Furchenzunge zu entsprechenden Zungenfarben vorgenommen:
Eine helle Farbe bedeutet, dass der Patient unter einer Blut-Schwäche-Krankheit leidet (☞ Abb. 80; 91).
Bei einer tiefroten Farbe besteht „echte" Hitze (hohes Fieber). Der Patient verbraucht dadurch Körpersäfte und dies bedingt einen schweren Yin-Verlust (☞ Abb. 82).

0,5 Prozent aller gesunden Menschen haben seit Geburt eine Risse- und Furchenzunge. Dabei liegt natürlich keine pathologische Genese vor. Wird die Risse- und Furchenzunge von einem Zungenbelag überdeckt und liegen keinerlei Beschwerden vor, dann gilt diese Zunge als normal (☞ Abb. 83).

4.4.5 Zahneindrücke

☞ Abb. 85–88
Charakteristischerweise erscheinen Zahneindrücke am Zungenrand, weil die Zunge dort von den Zähnen zusammengedrückt wird. Diese Form steht häufig in Verbindung mit einer dicken und großen Zunge.
Diese Zungenform geht zurück auf Milz-Yang-Mangel oder schlimme Nässe-Krankheit (☞ Abb. 87). Sehen wir diese Zungenform verbunden mit einer hellen Farbe, so liegt eine schlimme Nässe-Kälte-Krankheit vor, weil hierbei die allgemeine Yang-Energie geschwächt ist (z. B. bei Ödemen).
Ist die Zungenfarbe hellrot, so können wir von Milz-Yang-Mangel oder Qi-Schwäche, wie z. B. bei Anämie, ausgehen (☞ Abb. 85; 86). Ist die Zunge schließlich neben den Zahneindrücken dick und tiefrot, dann liegt eine Nässe-Hitze-Krankheit vor, wobei sich der Schleim in den inneren Organen staut.
Zungeneindrücke kombiniert mit gelbem Belag am Zungenrand sind Hinweis auf Nässe-Hitze-Krankheit im Bereich Leber/Galle (☞ Abb. 88).

4.4.6 Harte und trockene Zunge

☞ Abb. 89
Die Form dieser Zunge ist trocken und hart. Sie sieht alt aus. Es ist hier von einer Fülle-Krankheit auszugehen.

4.4.7 Zarte und feuchte Zunge

☞ Abb. 90

Eine zarte und feuchte Zunge sieht zart, weich, glatt und feucht aus. Sie zeigt eine Leere-Krankheit an.

4.4.8 Kurze Zunge

☞ Abb. 91; 92

Der Zungenkörper ist gerollt und kurz, und die Zunge kann nicht herausgestreckt werden. Natürlich ist hierbei die angeborene kurze Zunge wegen des verkürzten Zungenbandes ausgenommen.

Hat der Patient eine kurze Zunge, so weist das auf einen schweren Krankheitszustand hin. Ist die kurze Zunge hell und feucht, staut sich Kälte in den Meridianen, Blutgefäßen und Sehnen. Die Zunge verkrampft sich.

Bei einer kurzen, tiefroten und trockenen Zunge handelt es sich um Hitze-Krankheit, die sehr viel Yin (Körpersaft) verbraucht, wobei sich Sehnen und Blutgefäße stark zusammenziehen (☞ Abb. 91).

Eine dicke kurze Zunge mit schmierigem Belag sagt aus, dass Schleim und Nässe die inneren Organe blockieren.

Eine kurze Zunge, die steif und hart ist, sieht man bei Fällen, in denen der Patient aufgrund einer schweren chronischen Erkrankung im Koma liegt (☞ Abb. 92).

4.4.9 Atrophische und weiche Zunge

☞ Abb. 93; 94

Der Zungenmuskel ist atrophisch und weich. Der Zungenkörper bewegt sich kraftlos. Die Ursache für diese Zungenform ist eine sehr starke Qi- und Blut-Schwäche. Yin im Körper (Körpersäfte) ist verloren. Deswegen wird der Zungenkörper nicht ausreichend mit Blut versorgt.

Eine plötzlich auftretende atrophische und weiche Zunge mit tiefroter Farbe zeigt uns an, dass ein Patient unter einer schweren Bakterien- oder Virusinfektion leidet. Yin und Blut verbrauchen sich zunehmend.

Hat sich die atrophische und weiche Zunge mit heller Farbe durch eine chronische Krankheit gebildet, so liegt eine allgemeine Blut-Schwäche vor (☞ Abb.94).

Ist die atrophische und weiche Zunge trocken und tiefrot, ist ein sehr starker Leber-/Nieren-Yin-Verlust eingetreten, wie z. B. bei dem Versagen der Nierenfunktion (☞ Abb. 93).

4.4.10 Harte und steife Zunge

Ist der Zungenkörper hart und steif wie ein Holzbrett, so lässt sich die Zunge kaum bewegen. Ursachen dafür ist hohes Fieber, verbunden mit Herz-Störungen und psychischen Problemen. In der TCM wird häufig gesagt: „Kann man sich nicht richtig artikulieren, dann besteht eine Krankheit in der Tiefe der inneren Organe." Das kann z. B. ein Merkmal für einen drohenden Apoplex sein.

4.5 Zungenbeweglichkeit

☞ Abb. 95

Aus den Bewegungsformen der Zunge, „zitternde" oder „schiefe" Zunge, ergeben sich Hinweise auf unterschiedliche Krankheitszeichen.

4.5.1 Zitternde Zunge

Bei einer zitternden Zunge ist der Zungenkörper unruhig, die Bewegung der Zunge kann nicht willkürlich reguliert werden. Qi und Blut sind geschwächt, es herrscht zunehmende Leere von Yang und Yin. Deswegen wird die Zunge nicht mehr genügend mit Qi und Blut versorgt. Die Zunge zittert kontinuierlich. Als Krankheitsursache kann auch Blut-Hitze und der Verlust von Leber-Yin vorliegen. Dadurch entstehen innere Hitze und Wind.
Hat die zitternde Zunge eine helle Farbe, liegt ein Zustand nach überstandener schwerer Erkrankung vor. Yin-Flüssigkeit ist verloren und die Yang-Energie ist geschwächt.
Ist die zitternde Zunge trocken und rot, lässt dies auf eine Bakterien- oder Virusinfektion schließen.
Bei einer tiefroten Farbe ist viel Leber-Yang vorhanden, z. B. bei einer Hypertonie-Krise. Dies kann gleichzeitig ein Vorzeichen für einen Apoplex sein.

4.5.2 Schiefe Zunge

Der Zungenkörper ist hierbei einseitig verzogen. Patienten mit Gesichts- oder Körperlähmung haben meistens eine schiefe Zunge, z. B. nach Apoplex. Die schiefe Zunge kann aber auch ein Vorzeichen für einen drohenden Apoplex sein (☞ Abb. 95).

5 Kleine Unterschiede zwischen der chinesischen und der deutschen Zunge

Bei mehr als 2000 Patienten habe ich über einen längeren Zeitraum beobachtet, dass es zwischen der Zunge von chinesischen und deutschen Patienten kleine Unterschiede gibt.

Was die Zungenfarbe betrifft, so sind „deutsche Zungen“ im Allgemeinen etwas dunkler und röter als „chinesische Zungen“. Bei den Zungenfurchen und -rissen habe ich festgestellt, dass diese bei „deutschen Zungen“ häufiger anzutreffen sind als bei „chinesischen Zungen“. Andererseits ist der Zungenbelag bei deutschen Zungen geringer als bei chinesischen Zungen.

Bei der Betrachtung der Zahneindrücke an den Rändern der Zunge ist es auffallend, dass sie bei den „deutschen Zungen“ gegenüber den „chinesischen Zungen“ vermehrt auftreten. Das ist in erster Linie auf das allgemein feuchte Wetter in Deutschland und besonders auf den Verzehr von Käse und Butter zurückzuführen. Dadurch wird häufig die Milzfunktion gestört, die wiederum die Zungenfeuchtigkeit beeinflusst.

Die Zungen der deutschen Männer dagegen sind häufiger trocken, tiefrot, mit Furchen und/oder Rissen durchzogen und weisen weniger Zungenbelag auf als die Zungen der chinesischen Männer. Die Ursache hierfür ist ganz allgemein Nieren-Yin-Mangel, der sich weitgehend mit bestimmten Lebens- und Essgewohnheiten, wie z.B. hohen Bierkonsum, spätes Zubettgehen, wenig Schlaf, negativen Stress und häufigen Fleischverzehr, begründen lässt.

Schließlich ist bei dem Vergleich zwischen den Zungen der deutschen und chinesischen Frauen bemerkenswert, dass bei der Zunge der deutschen Frau die Zungenfarbe an den Zungenrändern und der Zungenspitze dunkler ist als bei der Zunge einer chinesischen Frau. Das lässt sich auf psychische Probleme, negativen Stress und auf einen Leber-Gallen-Energiestau zurückführen.

6 Abbildungen der Zungenbefunde

Zungenbelag

Charakteristikum	TCM: Pathologische Bedeutung
Lokalisation	
auf der Zungenspitze	betroffener Organbereich: Herz-Lunge
an den Zungenrändern	betroffener Organbereich: Leber-Galle
im mittleren Bereich der Zunge	betroffener Organbereich: Milz-Magen
im hinteren Bereich der Zunge	betroffener Organbereich: Niere-Blase
über die ganze Zunge	Generalisierte Erkrankung; Befall der inneren Organe
Farbe	
weiß	Hinweis auf eine Kälte-Krankheit; je weißer die Zunge, desto schlimmer ist die Kälte-Krankheit
gelb	Hinweis auf eine Hitze-Krankheit; je dunkler die gelbe Zungenbelagsfarbe, desto schlimmer ist der Krankheitsverlauf
von weiß zu gelb übergehend	Übergang von Nässe-Kälte-Krankheit in Hitze-Krankheit; Verschlimmerung der Krankheit
grau	Hitze oder Kälte-Nässe-Krankheit; schwere Krankheit
schwarz	schwere Erkrankung, je intensiver die schwarze Farbe, desto schlimmer der Krankheitsverlauf
Qualität	
dünn	oberflächliche Erkrankung; Beginn einer Erkrankung
dick	schwere Erkrankung, geschwächtes Immunsystem
von dick zu dünn wechselnd	Immunsystem wird stäker, Verbesserung des Krankheitsverlaufs
von dünn zu dick wechselnd	Verschlimmerung des Krankheitsverlaufs
fest	pathogene Faktoren sind in innere Organe eingedrungen; schwere und chronische Erkrankung
sich ablösender Belag	ausgeprägter Magen-Qi und -Yin-Mangel
wieder zunehmender Belag	Magen-Qi und Yin steigen wieder an; günstige Prognose
schmierig	Hinweis auf Schleim-Nässe-Krankheit
geronnen	Hinweis auf innere Nässe-Hitze-und Schleim-Erkrankung

Zungenkörper

Charakteristikum	TCM: Pathologische Bedeutung
Feuchtigkeit	
feucht, dünn sehr feucht, wasserförmig, kein Durst	1. normal 2. Hinweis auf Nässe-Krankheit
trocken, durstig trocken, nicht durstig	1. Hinweis auf Fülle-Hitze-Krankheit oder „unechte" Hitze-Krankheit 2. Qi-Yin-oder Qi-Yang-Mangel
Farbe	
hell, blass	Qi- und Blut-Schwäche
hellrot	normale Zunge
rot bis tiefrot	je dunkler die Farbe wird, desto schlechter ist der Krankheitsverlauf. Wird sie heller, bessert sich der Krankheitsverlauf
purpurn bis blau	Blut-Stauung
Form/Größe	
dick, geschwollen	innere Nässe oder Hitze
kurz, atrophisch, weich	schwere Erkrankung, Qi- und Blut-Leere
Zahneindrücke	Milz-Yang-Mangel
Beweglichkeit	
hart, steif	Qi- und Blut-Stagnation im Herzen
schief	Gesichts- und Körperlähmung

Abb. 1 Normaler weißer Zungenbelag

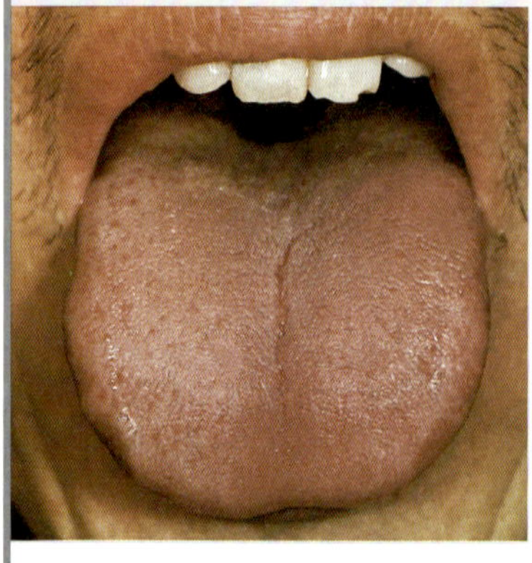

Zungenbild

Zungenbelag: normal weiß und dünn
Feuchtigkeit: weder feuchter noch trockener Belag
Zungenfarbe: normal
Zungenform/-größe: normal

Differentialdiagnostische Gedanken

normaler weißer Zungenbelag: gesunde Zunge
weder feuchter noch trockener Zungenbelag: gesunde Zunge
normale Zungenfarbe: gesunde Zunge
normale Zungengröße: gesunde Zunge

TCM-Diagnose

Normale Zunge

Erklärung nach TCM

- Magen- und Milz-Qi sind ausreichend
- Blut fließt ungestört
- Yin und Yang sind im Gleichgewicht

TCM-Krankheitserkennung → Beispiele westlicher Diagnosen

- gesunder Mensch

Abb. 2 Weißer Zungenbelag im vorderen Bereich der Zunge

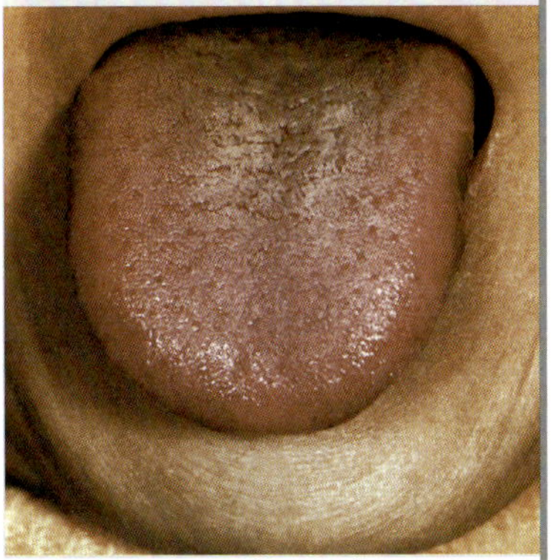

Zungenbild

Zungenbelag: weiß im vorderen und mittleren Bereich der Zunge (Herz-Lungen- und Milz-Magen-Bereich); dick, braun im hinteren Bereich der Zunge (Nieren-Blasen-Bereich)
Feuchtigkeit: normal
Zungenfarbe: rote Zungenspitze (Herz-Lungen-Bereich)
Zungenform/-größe: normal

Differentialdiagnostische Gedanken

dicker, brauner Zungenbelag im hinteren Bereich der Zunge: wichtiger Hinweis auf frühere Nässe-Hitze-Krankheit (z. B. Zystitis), weil der braune Belag zurückgeht und ersetzt ist durch weißen Belag
weißer Zungenbelag im vorderen Bereich der Zunge: Hinweis auf Nässe-Kälte-Krankheit; Nässe-Hitze-Krankheit geht jetzt zurück und wird zur Nässe-Kälte-Krankheit (hier: Lunge und Magen)
rote Zungenspitze: frühere Hitze-Krankheit (Herz-Lungen-Bereich), da zuvor der ganze Zungenkörper rot war

TCM-Diagnose

Der Patient leidet nach einer Nässe-Hitze-Krankheit an Nässe-Kälte-Krankheit.

Erklärung nach TCM

- feuchter und dicker brauner Belag (Restbelag) aufgrund früherer Nässe-Hitze-Krankheit
- Nässe und Hitze stören den 3-Erwärmer, insbesondere den mittleren und unteren 3-Erwärmer (Magen-Milz und Nieren-Blase)
- Hitze geht nach Behandlung zurück, Kälte bleibt im Körper und beeinträchtigt weiterhin die Organe (z. B. Magen-Milz)
- wegen der Störung von Milz-Yang durch übermäßige Nässe leidet der Patient an Kälte-Krankheit (z. B. kalte Füße, kalte Hände, Erkältung)

TCM-Krankheitserkennung → Beispiele westlicher Diagnosen

- Milz- und Magen-Yang-Mangel → Magenschmerzen (Kälte-Typ) mit Erbrechen
- Hitze im oberen (Herz-Lunge) und unteren (Niere-Blase) 3-Erwärmer → Pharyngitis und Zystitis

Abb. 3 Weißer, dünner und feuchter Zungenbelag

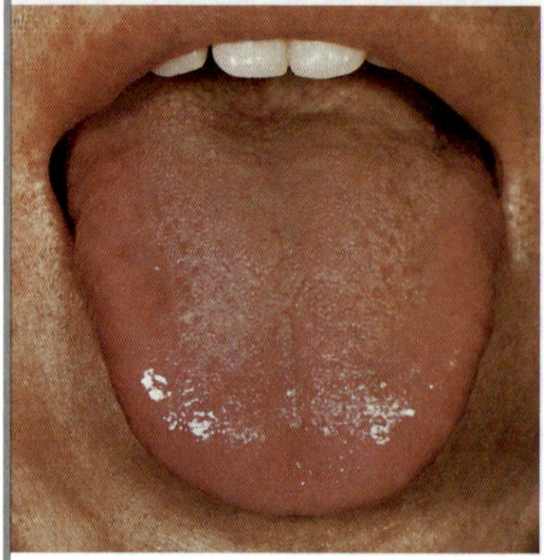

Zungenbild

Zungenbelag: weiß und dünn; im ganzen Zungenbereich
Feuchtigkeit: feuchter Belag
Zungenfarbe: normal
Zungenform/-größe: normal

Differentialdiagnostische Gedanken

weißer, dünner und feuchter Zungenbelag: typischer Hinweis auf eine oberflächliche Krankheit durch Kälte-Wind
feuchte Zunge: als Ursache hat Kälte eine größere pathologische Bedeutung als Wind; bei trockener Zunge wäre Wind der wichtigere pathologische Faktor
normale Zungenfarbe und Zungengröße: Anfang einer Erkältung

TCM-Diagnose

Der Patient leidet an Kälte-Wind-Krankheit.

Erklärung nach TCM

- oberflächliche Krankheit bedeutet hier der Anfang einer Erkältung (Lunge)
- Wind und Kälte stören Lungen- und Milz-Yang, deshalb hat der Patient eine Abneigung gegen Kälte und leidet unter Fieber, Kopfschmerzen (und Nackenschmerzen)
- wegen der Schwäche von Lungen-Yang schwitzt der Patient meist nicht

TCM-Krankheitserkennung → Beispiele westlicher Diagnosen

- Kälte-Wind-Krankheit → Erkältung, Migräne
- Lungen- und Milz-Yang-Mangel → Husten

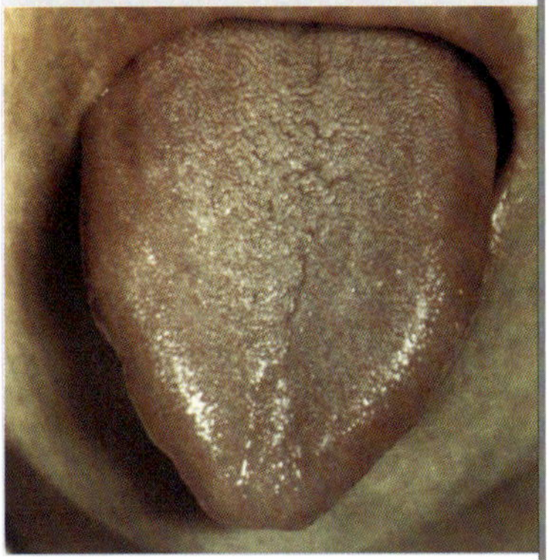

Abb. 4 Weißer, glatter und mitteldicker Zungenbelag

Zungenbild

Zungenbelag: weiß, etwas glatt, mitteldick
Feuchtigkeit: etwas feucht
Zungenfarbe: hell
Zungenform/-größe: normal

Differentialdiagnostische Gedanken

weißer, glatter Zungenbelag: Hinweis auf Nässe- und Schleim-Krankheit
etwas feuchter Belag: bedeutet, dass die Nässe- und Schleimbeschwerden nicht schlimm sind
helle Zungenfarbe: Hinweis auf allgemeinen Yang-Qi-Mangel im Körper
normale Zungengröße: heißt hier, dass das Yang-Qi nicht stark geschädigt ist

TCM-Diagnose

Der Patient leidet an Nässe- und Schleim-Krankheit (leichtgradig).

Erklärung nach TCM

- Nässe und Schleim schädigen und stören das Milz- und Nieren-Yang; der Patient hat keinen Appetit und Durst wegen Völlegefühls im Magen
- die Nässe- und Schleim-Krankheit ist hauptsächlich im mittleren 3-Erwärmer (Milz und Magen)

TCM-Krankheitserkennung → Beispiele westlicher Diagnosen

- Nässe- und Schleim-Krankheit im Magen → chronische Gastritis, Ulcus duodeni, chronische Verdauungsstörung
- Yang-Qi-Mangel von Milz und Niere → Durchblutungsstörung

Abb. 5 Weißer, dicker und glatter Zungenbelag

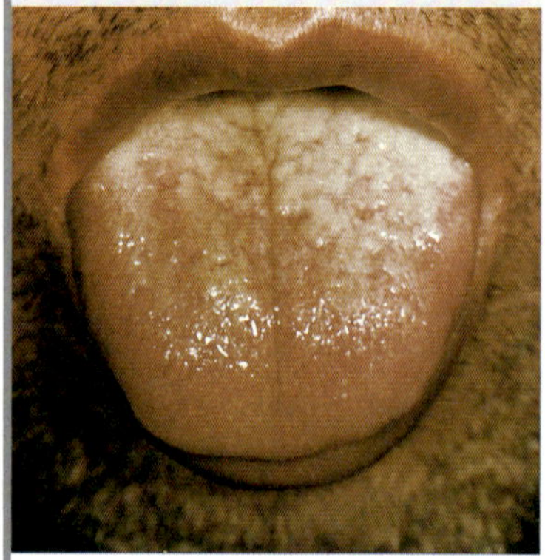

Zungenbild

Zungenbelag: weiß, dick und glatt; hauptsächlich im mittleren (Milz-Magen-Bereich) und auch im hinteren Bereich der Zunge (Nieren-Blasen-Bereich)
Feuchtigkeit: etwas feuchte Zunge
Zungenfarbe: normal
Zungenform/-größe: normal, keine Zahneindrücke

Differentialdiagnostische Gedanken

weißer, dicker und glatter Zungenbelag: typischer Hinweis auf Nässe-Schleim-Krankheit
Belag im mittleren und hinteren Bereich der Zunge: stärkere Störung von Milz- und Nieren-Yang durch Nässe
normale Zungenfarbe und -größe ohne Zahneindrücke: Milz-Yang noch nicht stark geschädigt

TCM-Diagnose

Der Patient leidet an Nässe-Schleim-Krankheit.

Erklärung nach TCM

- Nässe und Schleim stören und schädigen Milz- und Nieren-Yang; kennzeichnend sind Völlegefühl im Magen und fehlendes Hunger- oder Durstgefühl
- der Patient hat ein Schweregefühl im Kopf; eine Abneigung gegen Kälte und leidet unter Schwindel und leichtem Ohrensausen

TCM-Krankheitserkennung → Beispiele westlicher Diagnosen

- Milz- und Nieren-Yang-Mangel → Ödeme, Nephropathien
- Retention von Kälte und Nässe in Milz und Magen → Verdauungsstörungen, Gastritis
- Nässe-Schleim-Krankheit → Schwindel (Menière-Krankheit)

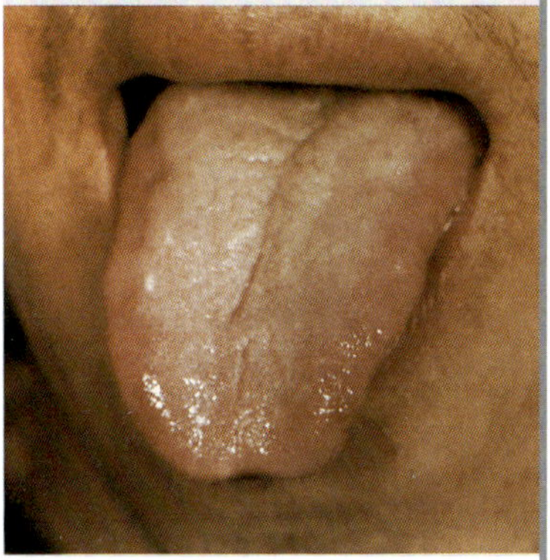

Abb. 6 Weißer, dicker und schmieriger Zungenbelag

Zungenbild

Zungenbelag: weiß, dick und schmierig; im ganzen Zungenbereich
Feuchtigkeit: feuchte Zunge
Zungenfarbe: leicht hell
Zungenform/-größe: normale Zungengröße und Zahneindrücke an den Zungenrändern

Differentialdiagnostische Gedanken

weißer, dicker und schmieriger Zungenbelag: typisch für schwer wiegendere Nässe- und Schleim-Krankheit
Zahneindrücke an den Zungenrändern: Milz-Yang-Schwäche
feuchte Zunge: viel Nässe und Schleim bleiben im Körper und schädigen Milz-Yang
leicht helle Zungenfarbe: Milz- und Nieren-Yang-Mangel

TCM-Diagnose

Der Patient leidet an Nässe-Schleim-Krankheit wegen Milz- und Nieren-Yang-Mangels.

Erklärung nach TCM

- die Milz mag Trockenheit, die Ursache des Milz-Schadens ist meist übermäßige Nässe
- Milz-Yang-Schwäche bedroht auch Nieren-Yang, der Patient hat kalte Hände und Füße
- wenn beim Patienten Nieren-Yang-Mangel auftritt, leidet er an einer „Entwässerungsstörung" und kann Ödeme entwickeln
- viel Schleim und Nässe entstehen, weil Milz und Nieren nicht gut funktionieren

TCM-Krankheitserkennung → Beispiele westlicher Diagnosen

- Milz-Yang-Mangel → Appetitlosigkeit, Verdauungsstörung
- Milz- und Nieren-Yang-Mangel, Schleim-Krankheit → Menière-Krankheit

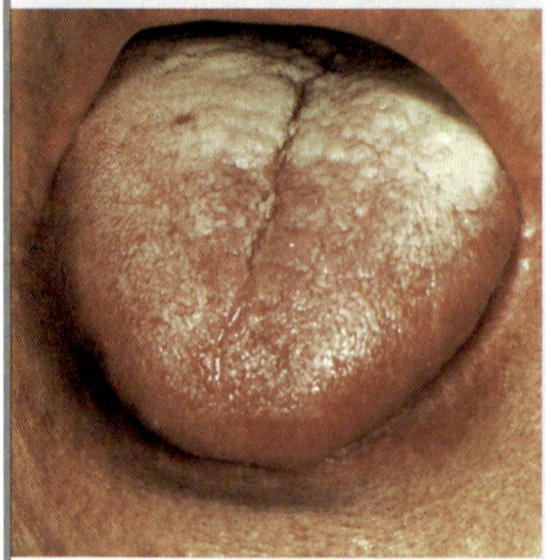

Abb. 7 Weißer und dicker Zungenbelag

Zungenbild

Zungenbelag: weiß und dick; im hinteren Bereich der Zunge (Nieren-Blasen-Bereich)
Feuchtigkeit: normal
Zungenfarbe: rote Zungenspitze (Herz-Lungen-Bereich)
Zungenform/-größe: dick und groß

Differentialdiagnostische Gedanken

weißer und dicker Zungenbelag im hinteren Bereich der Zunge: Störung von Nieren-Yang durch Kälte und Nässe
rote Zungenspitze: frühere Herz-Hitze-Krankheit, da zuvor der ganze Zungenkörper rot war

TCM-Diagnose

Der Patient leidet an Kälte- und Nässe-Krankheit im unteren 3-Erwärmer (Nieren-Blasen-Bereich).

Erklärung nach TCM

- Nieren-Yang ist durch Kälte und Nässe gestört und geschädigt, deswegen leidet der Patient unter einer Blasenschwäche
- eine „Entwässerungsstörung" ist ein Zeichen für Nieren-Yang-Mangel, der Patient kann deswegen kalte Füße und einen kalten Rücken haben, evtl. Ödeme
- die rote Zungenspitze zeigt, dass der Patient früher Herz-Hitze (Feuer) hatte. Hitze (Feuer) wurde durch Wasser (Nässe und Kälte) gelöscht, so dass der Patient jetzt keine Symptome mehr hat

TCM-Krankheitserkennung → Beispiele westlicher Diagnosen

- Nieren-Yang-Mangel → chronische Nephropathie mit Ödemen
- Retention von Nässe und Kälte im unterem 3-Erwärmer (Niere-Blase) → Blasenschwäche, Inkontinenz, chronische Zystitis

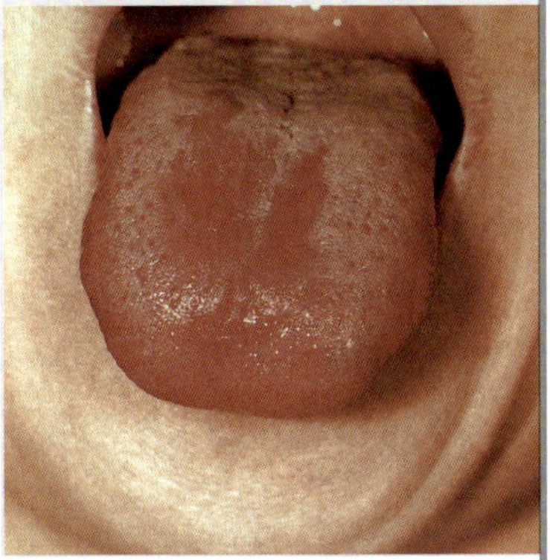

Abb. 8 Weißer, sich ablösender Zungenbelag

Zungenbild

Zungenbelag: abgelöster weißer Zungenbelag in der Zungenmitte (Magen-Milz-Bereich)
Feuchtigkeit: Zunge und Belag trocken
Zungenfarbe: rot, insbesondere an den Zungenrändern (Leber-Galle-Bereich)
Zungenform/-größe: normal

Differentialdiagnostische Gedanken

weißer sich ablösender Zungenbelag im Magen-Milz-Bereich: typischer Hinweis auf Magen-Schwäche-Krankheit (hier: Magen-Yin-Mangel). Dies ist auch ein Zeichen von Milz-(Qi)Yang-Mangel
rote Zungenfarbe, insbesondere an den Rändern: gleichzeitige Leber-Galle-Hitze und Leber-Magen-Disharmonie
trockene Zunge und trockener Belag: „unechte" Magen-Hitze durch Magen-Yin-Schwäche

TCM-Diagnose

Der Patient leidet an Magen-Hitze-Krankheit aufgrund von Magen-Yin-Mangel.

Erklärung nach TCM

- Magen-Schwäche durch Magen-Yin-Mangel, der Patient hat Verdauungsstörungen und Sodbrennen
- Magen-Hitze ist sog. „unechte" Hitze, weil Magen-Yin-Schwäche zum relativen Überwiegen von Magen-Yang führt
- die rote und trockene Zunge zeigt, dass der Patient unter Sodbrennen, Magenschmerzen und Durst leidet

TCM-Krankheitserkennung → Beispiele westlicher Diagnosen

- Magen-Schwäche (Yin-Mangel) → Gastritis mit Sodbrennen
- Leber-Magen-Disharmonie → Verdauungsstörungen mit Magenschmerzen, Völlegefühl im Magen

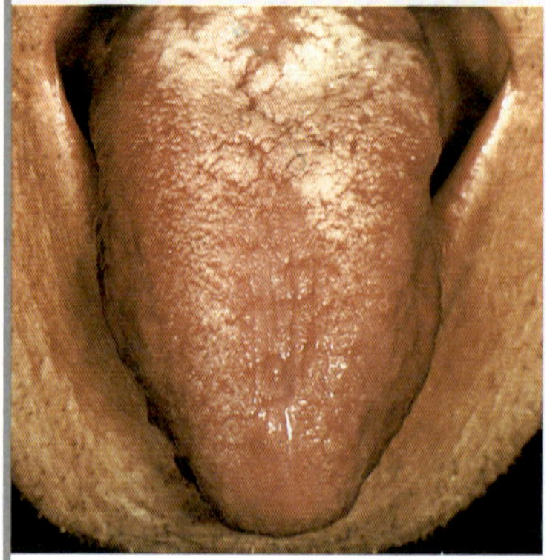

Abb. 9 Weißer, dicker und trockener Zungenbelag im hinteren Bereich der Zunge

Zungenbild

Zungenbelag: weiß und dick; im hinteren Bereich der Zunge (Nieren-Blasen-Bereich)
Feuchtigkeit: trockener Belag
Zungenfarbe: rot
Zungenform/-größe: lange Zunge mit Furchen

Differentialdiagnostische Gedanken

weißer, dicker und trockener Zungenbelag: Körper-Yin-Mangel durch Trockenheit
Belag im hinteren Bereich der Zunge: der untere 3-Erwärmer (hier: Dick-und Dünndarm) ist betroffen
Zunge mit Furchen: typischer Hinweis auf allgemeinen Körper-Yin-Mangel

TCM-Diagnose

Der Patient leidet an durch Trockenheit bedingter Yin-Schwäche im unteren 3-Erwärmer (hier: Dick-und Dünndarm).

Erklärung nach TCM

- Yin-Mangel tritt oft im Herbst auf, der Patient hat Durst, einen rauen Hals, eine trockene Nase und schwitzt nicht
- der Patient hat früher Fieber gehabt und leidet an einer Erkältung im Herbst (trockene Krankheit)
- die Furchen auf der Zunge zeigen, dass Yin-Schwäche langwierig und chronisch ist

TCM-Krankheitserkennung → Beispiele westlicher Diagnosen

- Yin-Mangel durch den Verlust von Körpersäften → Erkältung im Herbst
- Trockenheit im unteren 3-Erwärmer (hier: Dick- und Dünndarm) → Obstipation

Abb. 10 Weißer, dicker und glatter Zungenbelag

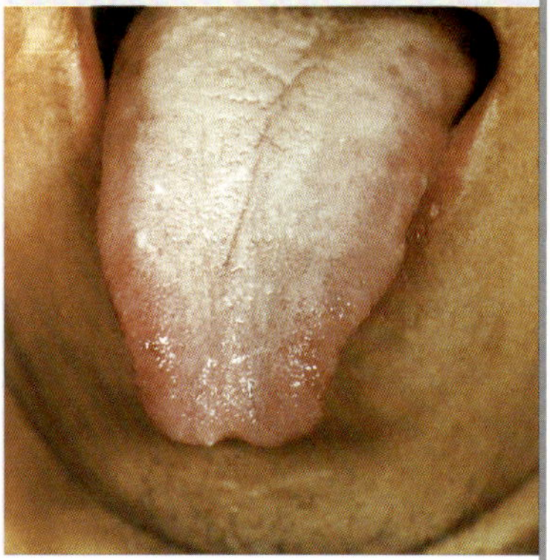

Zungenbild

Zungenbelag: weiß, dick und glatt; im Bereich der ganzen Zunge
Feuchtigkeit: etwas feuchter Belag
Zungenfarbe: rote Zungenspitze (Herz-Lungen-Bereich)
Zungenform/-größe: normale Größe, Zahneindrücke am Rand

Differentialdiagnostische Gedanken

weißer, dicker und glatter Zungenbelag: Nässe-Wärme-Krankheit und Schleim-Krankheit
vollständiger Zungenbelag: pathogene Faktoren (z. B. Nässe, Wärme, Schleim) beeinträchtigen den ganzen Körper
rote Zungenspitze: Hinweis auf Nässe-Wärme-Krankheit im oberen 3-Erwärmer (hier: Lunge)

TCM-Diagnose

Der Patient leidet an Nässe-Wärme-Krankheit in der Lunge und an Schleim-Krankheit im mittleren 3-Erwärmer (hier: Magen)

Erklärung nach TCM

- der ganze Körper wurde durch Nässe-Wärme gestört; ein Zeichen dafür ist, dass der Patient sowohl an Husten mit weißem schleimigem Auswurf als auch an Verdauungsstörungen leidet, er hat weder Hunger noch Durst
- bei der Rentention von Schleim im Körper kann der Patient z. B. an Schwindel, Brustbeklemmung und Druckschmerzen im Bereich des Oberbauchs leiden
- es gibt noch Wärme im Körper, der Patient kann nachmittags leichtes Fieber haben (oberer 3-Erwärmer; hier: Lunge)

TCM-Krankheitserkennung → Beispiele westlicher Diagnosen

- Nässe und Wärme stören Milz- und Lungen-Yang → chronische Bronchitis und Asthma (Kälte-Typ)
- Nässe- und Schleim-Krankheit → Menière-Krankheit

Abb. 11 Weißer und dicker Zungenbelag (weißer Pulverbelag)

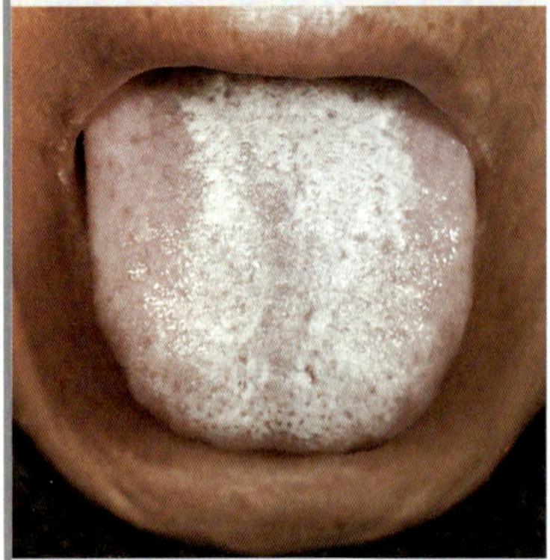

Zungenbild

Zungenbelag: weiß und dick; auf der ganzen Zunge
Feuchtigkeit: trockener Belag (Pulverbelag)
Zungenfarbe: rote Pünktchen auf der Zungenspitze (Herz-Lungen-Bereich)
Zungenform/-größe: große Zunge

Differentialdiagnostische Gedanken

weißer, dicker und trockener Zungenbelag (Pulverbelag): sehr wichtiges Zeichen für Wärme- und Hitze-Krankheit durch äußere pathogene Faktoren (Wind, Wärme, Hitze), Fieberkrankheit
vollständiger Zungenbelag: Krankheit des ganzen Körpers und der inneren Organe
rote Pünktchen auf der Zungenspitze: Hinweis auf hohes Fieber und Hitze in den inneren Organen (hauptsächlich ist hier die Lunge betroffen)

TCM-Diagnose

Der Patient leidet an Fieber- und Hitze-Krankheit durch äußere Wärme und Hitze/Feuer.

Erklärung nach TCM

- Wärme und Hitze schädigen den gesamten 3-Erwärmer, der Patient hat hohes Fieber, großen Durst und ist unruhig
- durch pathogene Wärme und Hitze verursachte Geschwüre oder Infektionen der inneren Organe

TCM-Krankheitserkennung → Beispiele westlicher Diagnosen

- Wärme-Hitze-Krankheit → Pest, Mumps, Typhus abdominalis
- Wärme und Hitze schädigen innere Organe → Geschwüre und Infektion in den inneren Organen (z. B. Hepatitis, Appendizitis, Pneumonie, Gastritis)

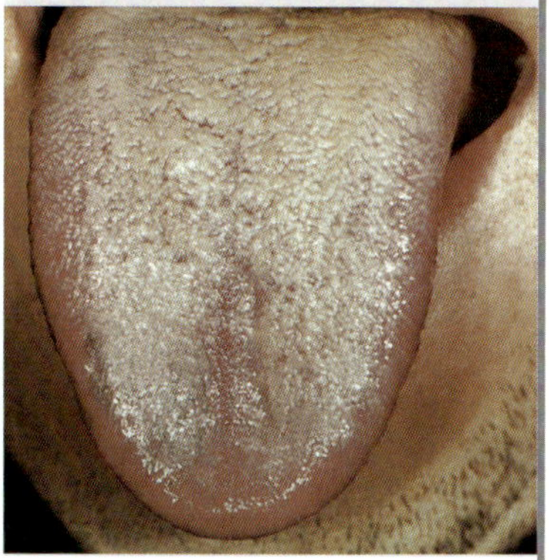

Abb. 12 Weißer, dicker und schmieriger Zungenbelag

Zungenbild

Zungenbelag: weiß, dick, schmierig; im Bereich der ganzen Zunge bis auf die Zungenspitze (Herz-Lungen-Bereich)
Feuchtigkeit: feuchter Belag
Zungenfarbe: leicht rot
Zungenform/-größe: normal

Differentialdiagnostische Gedanken

fehlender Belag im Bereich der Zungenspitze : nur geringe Störung durch Nässe und Kälte im oberen 3-Erwärmer (hier: Lunge und Herz), allerdings beeinflussen Nässe und Kälte Milz- und Nieren-Yang
weißer, dicker, schmieriger und feuchter Zungenbelag im Bereich der ganzen Zunge: typischer Hinweis auf Nässe-Kälte-Krankheit; evtl. mit Schleim-Symptomatik
leicht rote Zungenfarbe: Hinweis auf allgemeinen Yang-Mangel im Körper
normale Zungengröße: Milz-Yang ist noch nicht zu schwach

TCM-Diagnose

Der Patient leidet an Nässe-Kälte-Krankheit.

Erklärung nach TCM

- Kälte und Nässe stören Milz-Yang; ein Zeichen hierfür ist, dass der Patient an Verdauungsstörungen leidet, er hat weder Hunger noch Durst
- Kälte und Nässe bedrohen Nieren-Yang, der Patient hat kalte Hände und Füße
- aufgrund der Störung des Milz- und Nieren-Yang kommt es zur Retention von Schleim und Nässe im Körper, der Patient kann z.B. Ödeme und Schwindel entwickeln
- Kälte und Nässe stören auch den oberen 3-Erwärmer (hier: Herz- und Lungen-Yang), der Patient leidet unter Husten mit viel schleimigem Auswurf und Brustbeklemmung

TCM-Krankheitserkennung → Beispiele westlicher Diagnosen

- Milz- und Nieren-Yang-Mangel → z.B. chronische Nephropathien
- Retention von Kälte und Nässe in Milz und Magen → Verdauungsstörungen, chronische Enteropathien
- Schleim-Kälte-Krankheit → Affektion der Atemwege (Bronchitis, Asthma)

Abb. 13 Weißer, dicker und schmieriger Zungenbelag

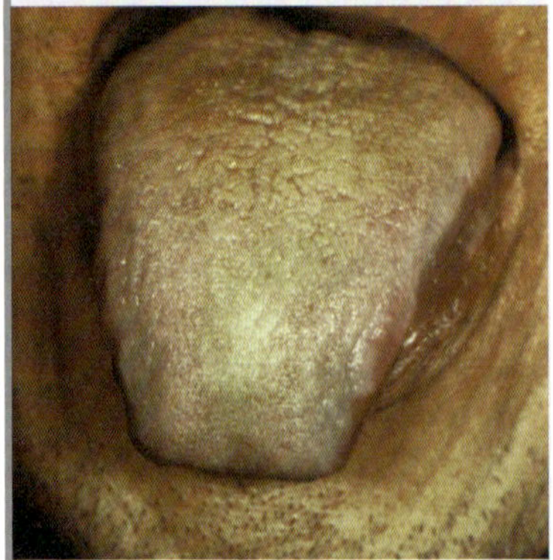

Zungenbild

Zungenbelag: weiß, dick und schmierig im vorderen Bereich; trocken und leicht gelb im hinteren Bereich der Zunge
Feuchtigkeit: trocken im hinteren Bereich und feucht im vorderen Bereich der Zunge
Zungenfarbe: dunkelblau im vorderen Bereich
Zungenform/-größe: normal

Differentialdiagnostische Gedanken

weißer, dicker und schmieriger Belag im vorderen Bereich der Zunge: Zeichen für Nässe-Krankheit des oberen und mittleren 3-Erwärmers (hier: Magen und Lunge)
leicht gelber und trockener Belag im hinteren Bereich der Zunge: wichtiges Zeichen für Hitze-Krankheit im unteren 3-Erwärmer (hier betroffene Organe: Dick- und Dünndarm)
blaue Zungenfarbe: Blut-Stauung durch Nässe und Hitze

TCM-Diagnose

Der Patient leidet an Hitze-Krankheit im unteren 3-Erwärmer (Darm) und Nässe-Blockade im oberen und mittleren 3-Erwärmer (Magen); oben Nässe – unten Feuer führt zu Blutstauung.

Erklärung nach TCM

- Nässe schädigt den Magen durch Milz-Yang-Mangel; der Patient hat keinen Appetit, keinen Durst und Druck- und Völlegefühl in Magen und Oberbauch
- Hitze im unteren 3-Erwärmer heißt hier: die Hitze befindet sich im Unterbauch, der Patient leidet unter Obstipation, trockenem und festem Stuhlgang

TCM-Krankheitserkennung → Beispiele westlicher Diagnosen

- Wärme-Hitze-Krankheit im Unterbauch → Obstipation, akutes Abdomen
- Nässe-Schleim blockieren im Magen → Gastritis (Kälte-Typ)
- Blutstauung im oberen 3-Erwärmer durch Nässe und Kälte → chronische Migräne, chronische koronare Herzerkrankung

Abb. 14 Gelber Zungenbelag

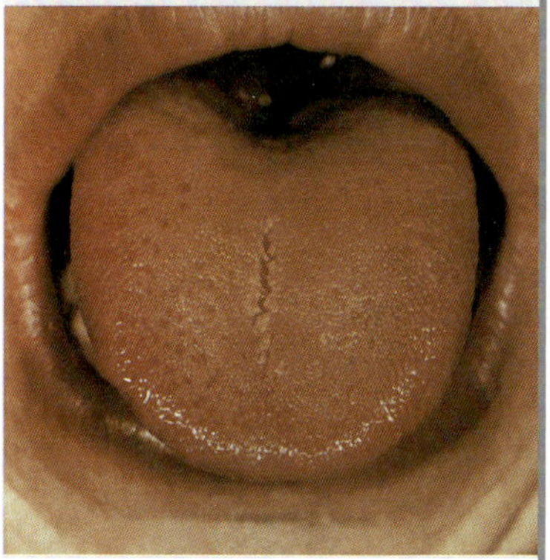

Zungenbild

Zungenbelag: mitteldick und gelb; im Bereich der ganzen Zunge
Feuchtigkeit: normal
Zungenfarbe: dunkelrot, rote Pünktchen
Zungenform/-größe: normal

Differentialdiagnostische Gedanken

gelber Zungenbelag: typisches Zeichen von Innen-Hitze und Innen-Krankheit, außerdem auch ein Zeichen für eine Verdauungsstörung (im Gegensatz zum dünnen, gelben Belag, der Zeichen einer oberflächlichen Krankheit ist [☞ Abb. 32])
nicht feuchter Zungenbelag: keine Nässe-Hitze im Körper
dunkelrote Zungenfarbe: Hinweis auf Innen-Hitze, der Patient hat eine leichte Infektion der Lunge (z. B. Bronchitis)
Zunge mit roten Pünktchen: typisches Zeichen für Innen-Hitze (z. B. Hitze in den Organen oder Blut-Hitze)

TCM-Diagnose

Der Patient leidet an Innen-Hitze-Krankheit.

Erklärung nach TCM

- Innen-Hitze-Krankheit; die pathogenen Faktoren sind dabei schon in den Körper eingedrungen, zum Teil bereits Verlust von Yin im Körper (Körpersäfte)
- die gerötete Zungenspitze ist Zeichen für Innen-Hitze im oberen 3-Erwärmer (hier: Lunge und Herz)
- Innen-Hitze liegt im oberen 3-Erwärmer (hier: Lunge und Herz), der Patient hat u. U. Husten mit gelbem schleimigem Auswurf und leichtes Fieber

TCM-Krankheitserkennung → Beispiele westlicher Diagnosen

- Lungen-Hitze → Bronchitis, Asthma, Husten, Affektion der Atemwege
- Innen-Hitze in den Organen → leichte Obstipation

Abb. 15 Gelber und glatter Zungenbelag

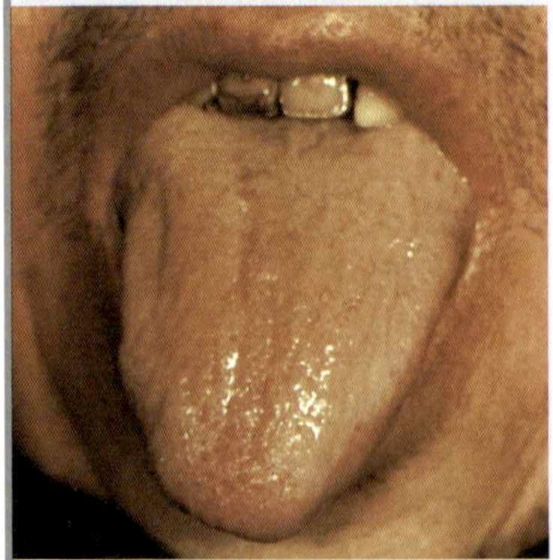

Zungenbild

Zungenbelag: gelb und glatt (feucht); nur an den Zungenrändern (Leber-Galle-Bereich); wenig Belag an der Zungenspitze (Herz-Lungen-Bereich)
Feuchtigkeit: Belag feucht, Zungenspitze (Herz-Lungen-Bereich) trocken
Zungenfarbe: gerötete Zungenspitze (Herz-Lungen-Bereich)
Zungenform/-größe: normale Größe

Differentialdiagnostische Gedanken

gelber, glatter (feuchter) Zungenbelag: typischer Hinweis auf Nässe-Hitze-Krankheit
Belag im Bereich der Zungenränder: Nässe und Hitze sind in Leber und Galle
trockene und gerötete Zungenspitze mit wenig Belag: Zeichen für frühere Lungen- und Herz-Hitze, noch kein Verlust von Yin im Körper (Körpersäfte), weil der restliche Zungenkörper noch feucht ist

TCM-Diagnose

Der Patient leidet an Nässe-Hitze-Krankheit in Leber und Galle.

Erklärung nach TCM

- Nässe-Hitze-Krankheit, insbesondere im Bereich Leber-Galle, der Patient hat meist einen gelben, feuchten Belag an den Zungenrändern (Leber-Galle-Bereich)
- frühere Lungen-Hitze; der Patient litt vor Nässe-Hitze schon einmal an Husten und leichtem Fieber, weil die Zungenspitze trocken und gerötet ist

TCM-Krankheitserkennung → Beispiele westlicher Diagnosen

- Nässe-Hitze in Leber und Galle → Cholezystitis, Hepatitis, Cholelithiasis

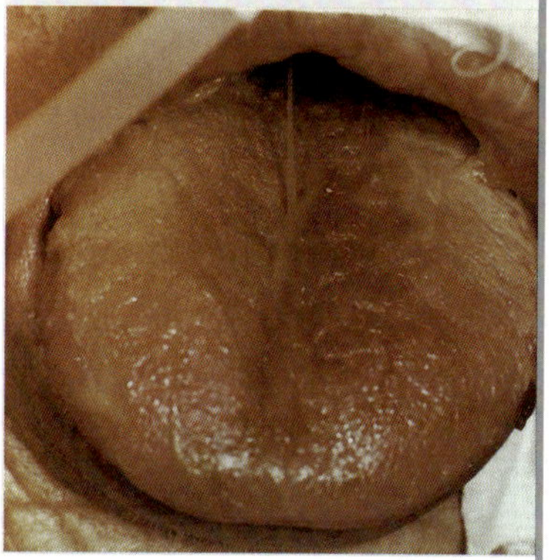

Abb. 16 Brauner, schmieriger und klebriger Zungenbelag

Zungenbild

Zungenbelag: brauner, schmierig und klebrig; in der Zungenmitte von der Spitze bis zur Zungenwurzel
Feuchtigkeit: trockene Zunge
Zungenfarbe: etwas rot
Zungenform/-größe: große Zunge

Differentialdiagnostische Gedanken

brauner, schmieriger und klebriger Zungenbelag: typischer Hinweis auf Nässe-Hitze und Innen-Hitze-Krankheit
Belag in der Zungenmitte von der Spitze bis zur Zungenwurzel: Hitze in Lunge, Magen und Niere/Blase
trockene Zunge und schmieriger Belag: Patient leidet an lang andauerndem Fieber

TCM-Diagnose

Der Patient leidet an Nässe-Hitze-Krankheit in der Lunge.

Erklärung nach TCM

- Patient hatte vorher Nässe-Hitze, durch lang andauerndes Fieber wird aus dem gelben und feuchten ein brauner und klebriger Belag
- Lungen-Hitze, der Patient leidet an Hitze im oberen 3-Erwärmer (hier: Lunge), hat Fieber und großen Durst

TCM-Krankheitserkennung → Beispiele westlicher Diagnosen

- Nässe-Hitze-Krankheit → Bronchitis, Pneumonie mit viel schleimigem Auswurf
- Lungen-Hitze → akute Bronchitis oder Pneumonie mit gelbem schleimigem Auswurf und Fieber

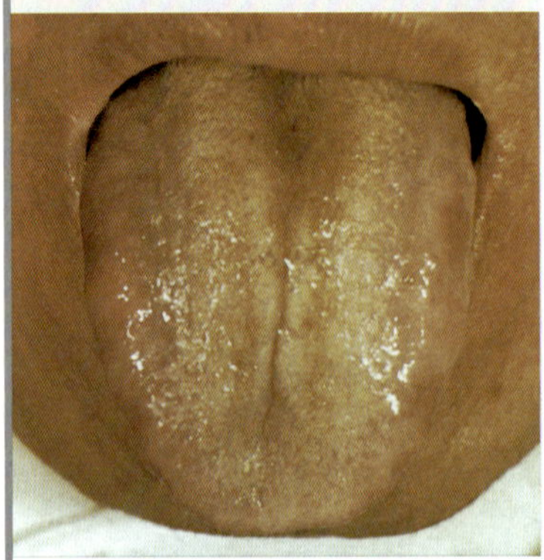

Abb. 17 Gelber, schmieriger und feuchter Zungenbelag (Butterzungenbelag)

Zungenbild

Zungenbelag: gelb und schmierig; in der Zungenmitte (Magen-Milz-Bereich)
Feuchtigkeit: feuchter Belag
Zungenfarbe: normal
Zungenform/-größe: normale Größe

Differentialdiagnostische Gedanken

Gelber, schmieriger und feuchter Zungenbelag: wichtiger Hinweis auf Nässe-Hitze-Krankheit
Belag in der Zungenmitte: Nässe-Hitze im mittleren 3-Erwärmer (hier: Magen)
feuchte Zunge: neben Hitze ist auch Nässe im Körper

TCM-Diagnose

Der Patient leidet an Nässe-Hitze-Krankheit im mittleren 3-Erwärmer (hier: Magen) und Galle

Erklärung nach TCM

- Nässe stört die Milz, Schleim und Hitze stören den Magen; beide gehören zum mittleren 3-Erwärmer (Milz und Magen)
- wegen der Störung von Milz und Magen kommt es zu Magenschmerzen und Verdauungsstörungen, der Patient kann z. B. eine Gastritis oder ein Magenulkus entwickeln

TCM-Krankheitserkennung → Beispiele westlicher Diagnosen

- Nässe-Hitze im Magen → Gastritis, Ulcus ventriculi et duodeni, Cholezystopathie
- Hitze im Magen → akute Gastritis mit Sodbrennen, akutes Magenulkus

Abb. 18 Dünner, gelber und trockener Zungenbelag

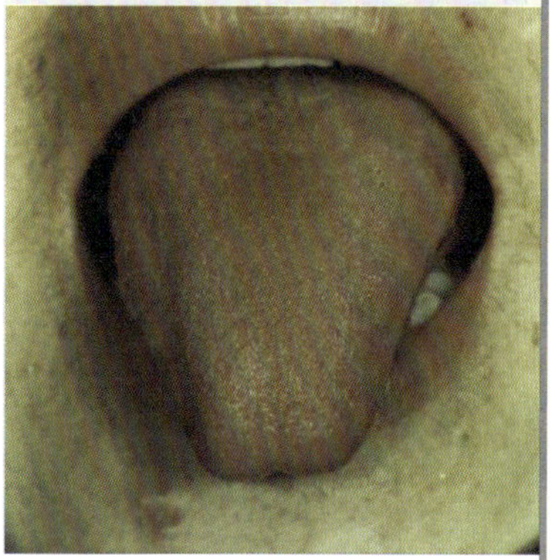

Zungenbild

Zungenbelag: dünn, gelb, trocken
Feuchtigkeit: trocken
Zungenfarbe: etwas dunkel
Zungenform/-größe: normal

Differentialdiagnostische Gedanken

dünner, gelber und trockener Zungenbelag: Hinweis auf leichte Hitze im Körper
dunkle Zungenfarbe: es handelt sich um eine chronische leichte Blut-Stauung

TCM-Diagnose

Der Patient leidet an leichter Hitze im Körper (hier: Lunge und Herz).

Erklärung nach TCM

- durch lang andauernde Hitze im Körper hat der Patient Körpersäfte verloren; Folge davon ist ein trockener Belag; der Patient hat Husten, Durst und ein Wärme-Gefühl
- die bläuliche Zungenfarbe ist ein Hinweis auf Blut-Stagnation, die durch lang andauernde Atemwegsbeschwerden verursacht wurde

TCM-Krankheitserkennung → Beispiele westlicher Diagnosen

- Hitze im oberen 3-Erwärmer → chronische Bronchitis, Husten sowie leichtgradiges Asthma
- Blut-Stagnation → Bronchitis, Asthma bronchiale

Abb. 19 Brauner, dicker und trockener Zungenbelag im hinteren Bereich der Zunge

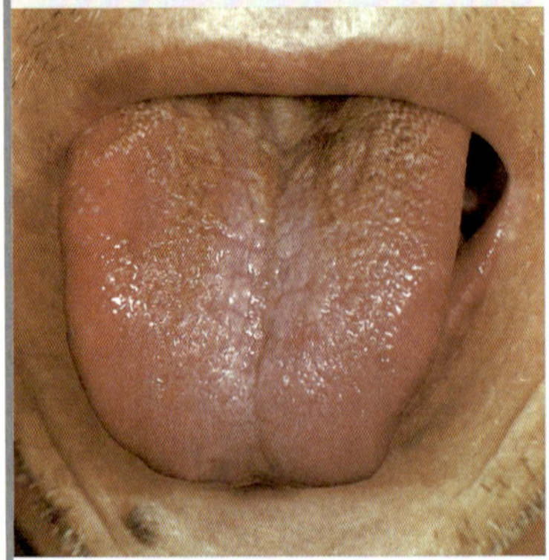

Zungenbild

Zungenbelag: dunkelgelb (braun) und dick; nur im hinteren Bereich der Zunge (Nieren-Blasen-Bereich); kein Belag in der Zungenmitte (Magen-Milz-Bereich)
Feuchtigkeit: Zunge und Belag trocken
Zungenfarbe: normal
Zungenform/-größe: in der Zungenmitte Furchen

Differentialdiagnostische Gedanken

brauner, dicker und trockener Zungenbelag: Zeichen von starker Hitze- und Feuer-Krankheit
Belag nur im hinteren Bereich der Zunge: Hitze nur im unteren 3-Erwärmer (hier: Niere und Darm)
kein Belag im Zentrum der Zunge: „unechte" Hitze im Magen wegen Magen-Yin-Mangels
trockene Zunge mit Furchen: durch lang andauerndes Fieber hat der Körper Yin (Körpersäfte) verloren

TCM-Diagnose

Der Patient leidet an starker Hitze im unteren 3-Erwärmer (hier: Niere und Darm).

Erklärung nach TCM

- Verlust von Yin im Körper (Körpersäfte) durch lang andauerndes Fieber, Folge davon ist ein trockener Belag, besonders im Bereich des unteren 3-Erwärmers (hier: Niere und Blase)
- eine trockene Zunge mit Furchen zeigt, dass der Patient nicht nur „echte" Hitze, sondern auch Yin-Mangel („unechte" Hitze) hat
- der Patient leidet schon lange an Magen-Yin-Schwäche

TCM-Krankheitserkennung → Beispiele westlicher Diagnosen

- Hitze im mittleren und unteren 3-Erwärmer (hier: Magen, Darm, Niere, Prostata) → akute Gastritis, akute Nephrolithiasis, akute Prostatitis, Obstipation, Hämorrhoiden
- Magen-Yin-Schwäche → Gastritis mit Sodbrennen

Abb. 20 Brauner und trockener Zungenbelag

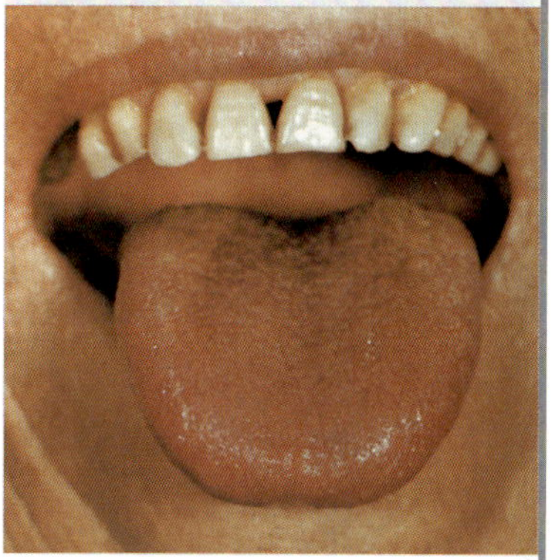

Zungenbild

Zungenbelag: dunkelgelb (braun)
Feuchtigkeit: trockener Belag
Zungenfarbe: rote Zungenspitze (Herz-Lungen-Bereich)
Zungenform/-größe: normale Größe mit Furchen

Differentialdiagnostische Gedanken

brauner und trockener Zungenbelag: wichtiger Hinweis auf Fülle-Hitze in den inneren Organen
rote Zungenspitze mit Furchen: Zeichen für den Verlust von Yin im Körper (Körpersäfte) durch lang andauerndes Fieber und Innen-Hitze, der Patient kann bereits zuvor Yin-Schwäche gehabt haben

TCM-Diagnose

Der Patient leidet an Innen-Hitze im mittleren und unteren 3-Erwärmer (hier: Magen und Darm) und Yin-Schwäche von Herz und Lunge.

Erklärung nach TCM

- Innen-Hitze heißt hier, dass Hitze die inneren Organe befällt (z.B. Hitze-Krankheit im Magen-Dickdarm-Bereich); Symptome können sein: Durst, Fieber, Magen- und Bauchschmerzen, Beklemmungsgefühl im Oberbauch
- Lungen- und Herz-Yin-Mangel; trockener Husten, Unruhe, Schlafstörungen, rauer Hals und bitterer Geschmack im Mund

TCM-Krankheitserkennung → Beispiele westlicher Diagnosen

- Innen-Hitze im mittleren und unteren 3-Erwärmer (hier: Darm) → akute Gastritis (Fülle-Hitze-Typ), akute Enteritis, Obstipation
- Magen-Yin-Schwäche → Gastritis mit Sodbrennen

Abb. 21 Gelber, dicker und trockener Zungenbelag im hinteren Bereich der Zunge

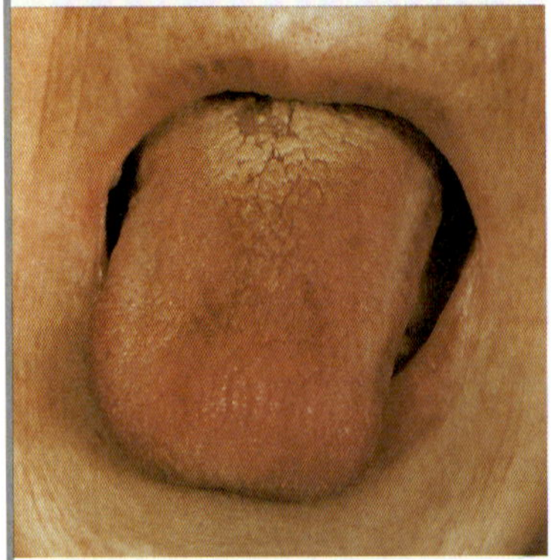

Zungenbild

Zungenbelag: gelb und dick; im hinteren Bereich der Zunge (Nieren-Blasen-Bereich)
Feuchtigkeit: trockener Belag
Zungenfarbe: tief gerötet
Zungenform/-größe: normale Größe, Furchen

Differentialdiagnostische Gedanken

gelber, dicker und trockener Belag: Hitze- und Feuer-Krankheit, bei starker Hitze im Körper ist der Belag trocken (z.B. Verlust von Yin im Körper [Körpersäfte] durch hohes Fieber)
Belag im hinteren Bereich der Zunge: Hinweis auf Fülle-Hitze im unteren 3-Erwärmer (hier: Darm); der Patient leidet unter einer chronischen Obstipation
tief gerötete Zunge mit Furchen und ohne Belag: Hinweis auf den Verlust von Yin im Körper (Körpersäfte), der Patient hatte zuvor allgemeine Yin-Schwäche (Hinweis darauf sind die Furchen)

TCM-Diagnose

Der Patient leidet an schwerer Hitze-Feuer-Krankheit und Fülle-Hitze im oberen und unteren 3-Erwärmer (hier: Lunge und Dickdarm).

Erklärung nach TCM

- starke Hitze und Feuer stören Lunge und Dickdarm und verbrauchen viel Yin im Körper (Körpersäfte), deswegen hat der Patient großen Durst und verlangt kalte Getränke, der Oberbauch ist aufgebläht, es bestehen Druckschmerzen, Übelkeit und Obstipation
- Hitze- und Feuer-Krankheit bedeutet hier, dass der Patient unter einer Pneumonie im oberen 3-Erwärmer (hier: Lunge) und einer Obstipation im unteren 3-Erwärmer (hier: Dickdarm) leidet

TCM-Krankheitserkennung → Beispiele westlicher Diagnosen

- Hitze-Feuer-Krankheit im oberen Erwärmer (hier: Lunge) → akute Pneumonie, Bronchitis
- Fülle-Hitze-Krankheit im unteren 3-Erwärmer (hier: Darm) → Ileus, akute Appendizitis

Abb. 22 Brauner Zungenbelag im Zungenzentrum und weißer Belag am Zungenrand

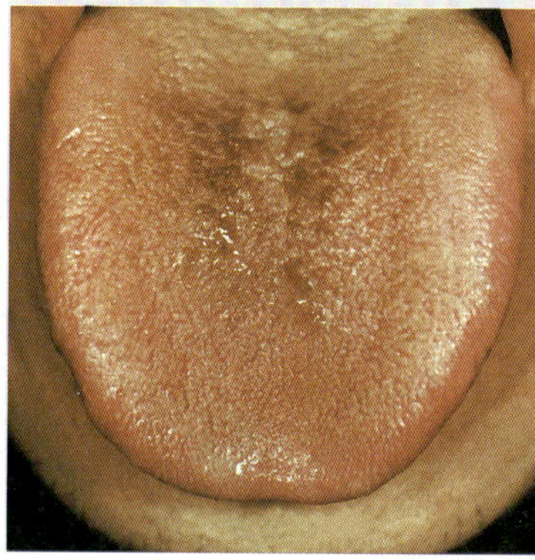

Zungenbild

Zungenbelag: trocken, braun, in der Zungenmitte (Magen-Milz-Bereich); feucht; weiß, dick an den Zungenrändern (Leber-Galle-Bereich) und im Bereich der Zungenwurzel (Nieren-Blasen-Bereich)
Feuchtigkeit: trockener und feuchter Belag
Zungenfarbe: normal
Zungenform/-größe: große Zunge

Differentialdiagnostische Gedanken

brauner Belag in der Zungenmitte: Hinweis auf Nässe-Hitze oder Schleim-Hitze im mittleren 3-Erwärmer (hier: Magen)
weißer, dicker Belag an den Zungenrändern und im Bereich der Zungenwurzel: Zeichen für Nässe-Krankheit; zunächst bedeckte der dicke und weiße Belag die gesamte Oberfläche der Zunge; wegen der Hitze im Bereich Milz und Magen ist der Belag in der Zungenmitte nun braun
trockener, brauner Belag und feuchter, weißer Belag: Hinweis auf gleichzeitig bestehende Nässe- und Hitze-Krankheit – trockener, brauner Belag ist ein Hinweis auf Hitze-, feuchter, weißer Belag auf Nässe-Krankheit

TCM-Diagnose

Der Patient leidet an einer Nässe- und Hitze-Krankheit im mittleren 3-Erwärmer (hier: Magen) und Galle.

Erklärung nach TCM

- Hitze verbraucht viel Magen-Yin, deswegen ist der Belag in der Zungenmitte braun, dick und trocken
- Weißer, feuchter Belag liegt um den braunen Belag, weil der Patient noch an Nässe- und Schleim-Krankheit leidet
- Nässe und Schleim stören Milz-Yang, Hitze stört Magen-Yin, daraus resultieren Verdauungsstörungen

TCM-Krankheitserkennung → Beispiele westlicher Diagnosen

- Magen-Hitze-Krankheit → Gastritis mit starken Schmerzen
- Nässe- und Hitze-Krankheit → Cholezystopathien, Hepatopathien

Abb. 23 Von weiß in gelb übergehender Zungenbelag

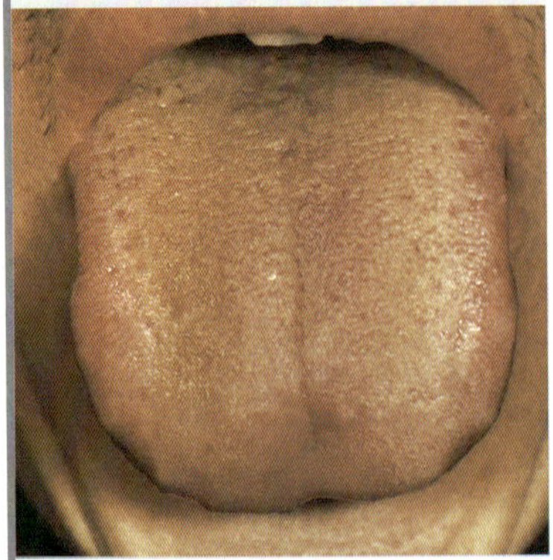

Zungenbild

Zungenbelag: von weiß in gelb übergehend im Bereich der ganzen Zunge
Feuchtigkeit: normal
Zungenfarbe: normal
Zungenform/-größe: großer Zungenkörper mit Zahneindrücken

Differentialdiagnostische Gedanken

von weiß in gelb übergehender Zungenbelag: typisches Zeichen für den Übergang von Nässe-Krankheit in Nässe-Hitze-Krankheit; auch ein Hinweis auf eine Verschlechterung des Zustands
großer Zungenkörper: weiterhin bestehende Nässe
Zahneindrücke: Milz-Yang von Nässe gestört

TCM-Diagnose

Der Patient leidet an Nässe-Hitze-Krankheit im mittleren 3-Erwärmer (hier: Milz, Magen) und Galle.

Erklärung nach TCM

- Milz-Yang-Schwäche; Nässe verursacht Milz-Yang-Schwäche; weißer, dicker und feuchter Belag ist ein Hinweis auf Milz-Yang-Schwäche und Nässe-Schleim-Krankheit; der Patient hat vor einer Nässe-Hitze-Krankheit schon an Nässe-Schleim-Krankheit gelitten
- der weiß in gelb übergehende Belag ist ein Hinweis auf eine Verschlimmerung der Erkrankung von Nässe in Nässe-Hitze

TCM-Krankheitserkennung → Beispiele westlicher Diagnosen

- Nässe-Hitze-Krankheit im mittleren 3-Erwärmer (hier: Magen) Leber und Galle → Gastroenteropathien, Cholezystopathien, Hepatopathien
- Nässe-Schleim-Krankheit → Verdauungsstörungen

Abb. 24 Von weiß in gelb übergehender Zungenbelag

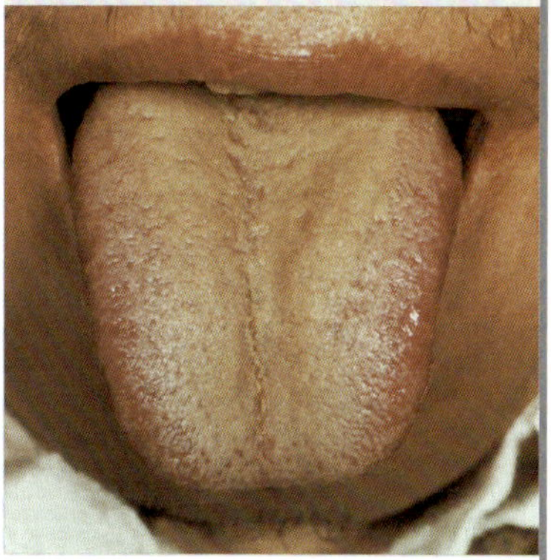

Zungenbild

Zungenbelag: von weiß in gelb übergehend; im Bereich der ganzen Zunge
Feuchtigkeit: normal
Zungenfarbe: rot mit dunkelroten Pünktchen im Bereich der Zungenspitze (Herz-Lungen-Bereich)
Zungenform/-größe: normal

Differentialdiagnostische Gedanken

von weiß in gelb übergehender Zungenbelag: Zeichen dafür, dass Nässe in Hitze übergeht (hier: Verschlimmerung der Erkrankung)
rote Zunge mit dunkelroten Pünktchen im Bereich der Zungenspitze : in diesem Zusammenhang Hinweis auf Hitze, evtl. Blut-Hitze in Herz und Lunge

TCM-Diagnose

Der Patient leidet an Nässe-Hitze-Krankheit und an Hitze in Herz und Lunge.

Erklärung nach TCM

- die Milz ist durch die Nässe gestört, Patient hatte eine Nässe-Schleim-Krankheit (der Belag wechselt von weiß nach gelb, d.h. von Nässe zu Hitze)
- Nässe lagert im Körper zu lange, so dass sie Nässe-Hitze verursacht
- dunkelrote Pünktchen im Bereich der Zungenspitze sind Zeichen für Herz-Lungen-Hitze

TCM-Krankheitserkennung → Beispiele westlicher Diagnosen

- Milz-Yang-Mangel und Nässe-Schleim-Krankheit → chronische Bronchitis, Husten mit leicht gelbem schleimigem Auswurf, chronische Zystitis, Prostatitis, Verdauungsstörungen
- Lungen-Hitze → Bronchitis, Asthma mit Kurzatmigkeit und Sauerstoffmangel

Abb. 25 Leicht gelber und schmieriger Zungenbelag im hinteren Bereich der Zunge

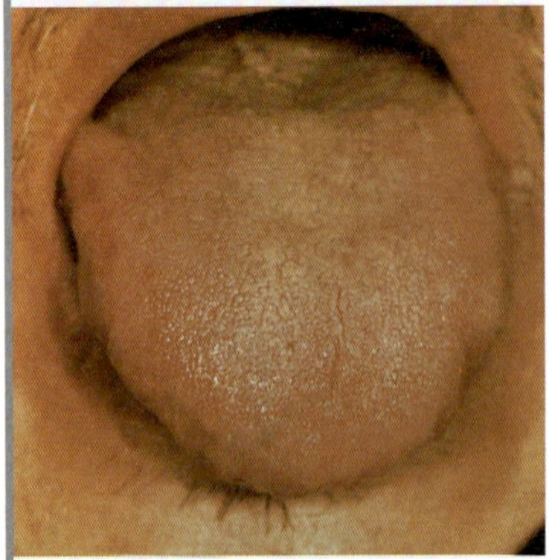

Zungenbild

Zungenbelag: leicht gelb, schmierig; im hinteren Zungenbereich (Nieren-Blasen-Bereich)
Feuchtigkeit: trockene Zunge
Zungenfarbe: rot
Zungenform/-größe: leichte Zahneindrücke an den Zungenrändern

Differentialdiagnostische Gedanken

leicht gelber, schmieriger Belag: Hinweis auf leichte Nässe-Hitze-Krankheit
Belag im hinteren Zungenbereich: Nässe-Hitze-Krankheit lokalisiert im Nieren-Blasen-Bereich (unterer 3-Erwärmer)
trockener Zungenkörper: leichtgradige Nässe im Körper
leichte Zahneindrücke: Beginn einer Nässe-Krankheit, Milz-Yang durch Nässe geschädigt

TCM-Diagnose

Der Patient leidet an leichter Nässe-Hitze-Krankheit im unteren 3-Erwärmer (hier: Darm).

Erklärung nach TCM

- Nässe und Hitze lagern im unteren 3-Erwärmer (hier: Darm); der Patient leidet an Unterbauchschmerzen, manchmal an Diarrhö und scheidet gelben Urin aus
- Milz-Yang wird langsam abgebaut, weil bereits Zahneindrücke auftreten

TCM-Krankheitserkennung → Beispiele westlicher Diagnosen

- leichte Nässe-Hitze-Krankheit im unteren 3-Erwärmer (hier: Darm) → Enteritis, Hämorrhoiden, Prostatitis

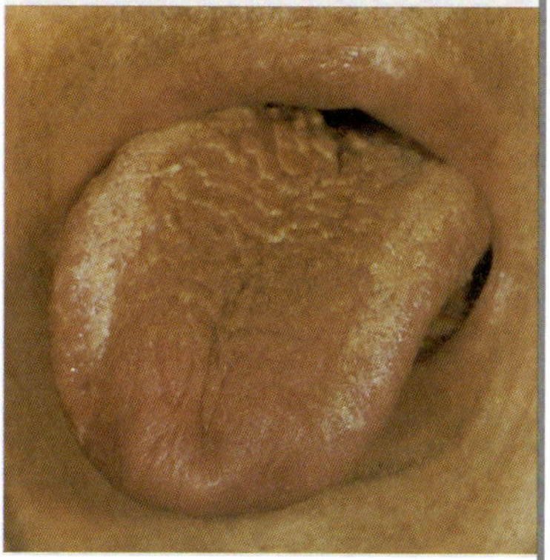

Abb. 26 Gelber und trockener Zungenbelag am Zungenrand

Zungenbild

Zungenbelag: gelb und trocken an den Zungenrändern (Leber-Galle-Bereich); kein Belag im Bereich der Zungenspitze (Herz-Lungen-Bereich)
Feuchtigkeit: trockene Zunge
Zungenfarbe: rot
Zungenform/-größe: normale Größe, Zunge mit Furchen

Differentialdiagnostische Gedanken

gelber, trockener Zungenbelag: wichtiger Hinweis auf Hitze- und Feuer-Krankheit
Belag an den Zungenrändern: Hitze und Feuer findet sich im Bereich Leber-Galle
trockener Zungenkörper: Yin im Körper (Körpersäfte) ist im Wesentlichen verloren
fehlender Belag und Furchen im Bereich der Zungenspitze: typischer Hinweis auf die Schwere von Hitze- und Feuer-Krankheit und auf den Mangel an Yin im Körper (Körpersäfte)

TCM-Diagnose

Der Patient leidet an „echter" Hitze und Feuer in Leber und Galle und an Yin-Schwäche („unechte" Hitze) in Herz und Lunge.

Erklärung nach TCM

- Hitze im Leber- und Galle-Bereich und Fülle-Feuer; Fülle- und Feuer-Krankheiten kosten den Körper sehr viel Yin (Körpersäfte); deshalb sind Belag und Zungenkörper so trocken
- Körper-Yin-Mangel verschlimmert Hitze und Feuer; der Patient leidet schon lange an Yin-Schwäche-Krankheit („unechte" Hitze)

TCM-Krankheitserkennung → Beispiele westlicher Diagnosen

- Leber- und Galle-Hitze/Feuer → Hypertonie, Schwindel, laute Ohrgeräusche (Tinnitus)
- Körper-Yin-Schwäche besonders im Bereich Lunge-Herz → Herzrasen, Schlaflosigkeit, trockener Husten

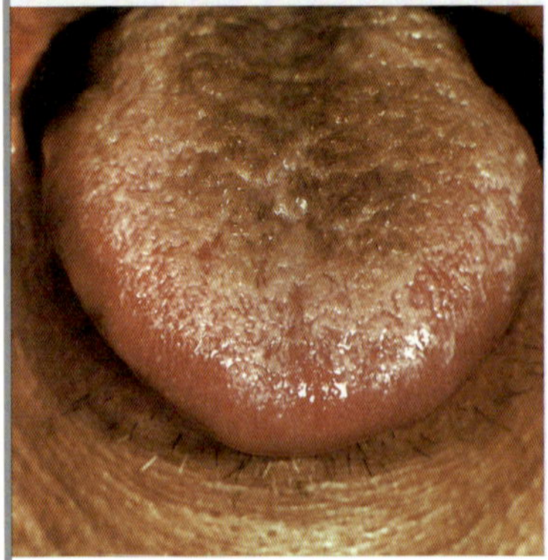

Abb. 27 Grauer, dicker und schmieriger Zungenbelag

Zungenbild

Zungenbelag: grau, dick und schmierig, besonders in der Zungenmitte (Magen-Milz-Bereich) und im hinteren Bereich der Zunge (Nieren-Blasen-Bereich); weißer Belag um grauen Belag herum
Feuchtigkeit: feuchter Belag
Zungenfarbe: normal
Zungenform/-größe: dick und groß

Differentialdiagnostische Gedanken

grauer, dicker und schmieriger Zungenbelag: typisches Zeichen von Sommer-Nässe und -Hitze, die die Milz stören
feuchter Belag: Nässe bleibt noch im Körper
Belag besonders in der Zungenmitten und im hinteren Bereich der Zunge: Magen und Milz sind von Nässe und Hitze geschädigt
weißer Belag um grauen Belag herum: Zeichen für frühere Nässe-Hitze-Krankheit, weil der graue Belag zurückgeht

TCM-Diagnose

Der Patient leidet an Sommer-Nässe- und Sommer-Hitze-Krankheit im mittleren 3-Erwärmer (hier: Milz und Magen).

Erklärung nach TCM

- die Milz ist durch Sommer-Nässe gestört, der Patient leidet u.a. unter einem Beklemmungsgefühl in der Brust, Durst, Schweißausbrüche, er ist unruhig und scheidet wenig Urin aus
- der Magen ist durch Sommer-Nässe und -Hitze geschädigt, der Patient hat Appetitmangel, Magenschmerzen und leidet an Übelkeit
- bei schwachen Nässe-Kälte-Krankheit kann auch ein grauer, dicker, feuchter Zungenbelag auftreten

TCM-Krankheitserkennung → Beispiele westlicher Diagnosen

- Sommer-Nässe- und Sommer-Hitze-Krankheit → Erkältung im Sommer, Hitzschlag, Sonnenstich
- Nässe-Kälte-Syndrom wegen Nieren- und Milz-Yang-Mangels → Magenschmerzen mit Völlegefühl, Ödeme

Abb. 28 Graubrauner, dicker und schmieriger Zungenbelag

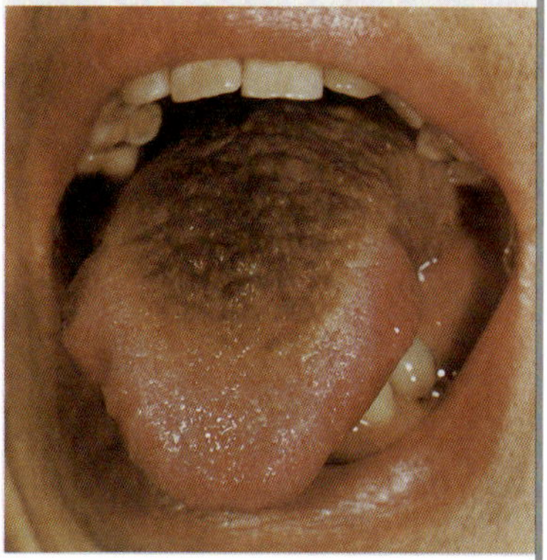

Zungenbild

Zungenbelag: graubraun und schmierig; im mittleren (Magen-Milz-Bereich) und hinteren Zungenbereich (Nieren-Blasen-Bereich)
Feuchtigkeit: feuchte Zunge
Zungenfarbe: rot
Zungenform/-größe: lange Zunge und rechtsseitige Zahneindrücke

Differentialdiagnostische Gedanken

graubrauner und schmieriger Zungenbelag: Hinweis auf Nässe-Hitze-Krankheit (hier: Nieren-Blasen)
feuchte Zunge: Zeichen für Nässe-Krankheit
rote Zunge: Hinweis auf Hitze-Krankheit
rechtsseitige Zahneindrücke: Zeichen für Nässe-Krankheit, Milz-Yang durch Nässe geschädigt

TCM-Diagnose

Der Patient leidet an schwerwiegender Nässe-Hitze-Krankheit im mittleren (hier: Magen) und unteren 3-Erwärmer (hier: Nieren und Blase).

Erklärung nach TCM

- Nässe-Hitze-Krankheit; der graubraune Zungenbelag ist eine Progression des grauen Belags und damit Zeichen einer Verschlimmerung von Sommer-Nässe-Hitze
- der Patient leidet seit längerer Zeit an Nässe-Krankheit; Nässe-Blockade führt zur Hitze; Retention von Nässe und Hitze in Milz, Magen, Leber und Galle, sowie Niere und Harnblase

TCM-Krankheitserkennung → Beispiele westlicher Diagnosen

- Nässe- und Hitze-Krankheit im mittleren und unteren 3-Erwärmer (hier: Magen und Darm) → Gastritis mit Übelkeit und Appetitlosigkeit, Zystitis und Nephropathien, Hämorrhoiden

Abb. 29 Schwarzer und trockener Zungenbelag

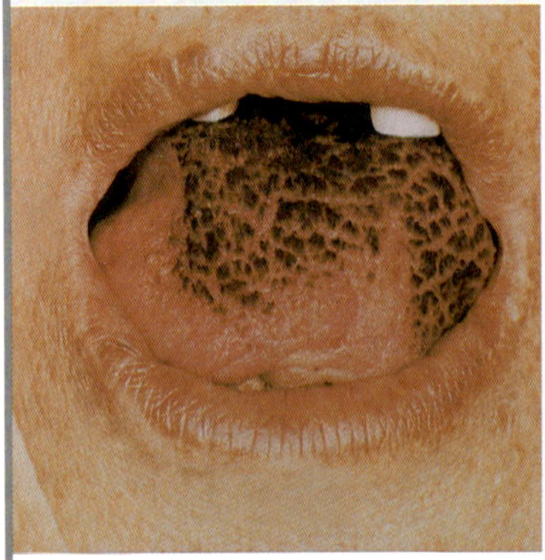

Zungenbild

Zungenbelag: schwarz und trocken; auf der ganzen Zungenoberfläche
Feuchtigkeit: trockene Zunge
Zungenfarbe: rot
Zungenform/-größe: kurze Zunge

Differentialdiagnostische Gedanken

schwarzer und trockener Zungenbelag: typisches Zeichen für eine Fiebererkrankung und schwerwiegende Hitze-Krankheit
trockene Zunge: durch hohes Fieber ist zu viel Yin im Körper (Körpersäfte) verloren gegangen
kurze Zunge: Zeichen für den Verlust von Yin im Körper (Körpersäfte)

TCM-Diagnose

Der Patient leidet an Fieber- und Hitze-Krankheit.

Erklärung nach TCM

- Lungen-Yin-Schädigung durch hohes Fieber und starkes Schwitzen
- ohne Belag wäre eine kurze Zunge Hinweis auf eine noch schwerere Erkrankung (☞ Abb. 71; 92)
- Nieren- und Leber-Yin-Mangel, das hohe Fieber kostet den Körper sehr viel Yin (Körpersäfte); Lungen-Yin reicht nicht aus, um Feuer zu löschen, deswegen sind Nieren- und Leber-Yin geschädigt

TCM-Krankheitserkennung → Beispiele westlicher Diagnosen

- Fieber- und Hitze-Krankheit → Pneumonie, Bronchitis
- Wärme-Krankheit → Virusinfektion, epidemische Krankheit, Seuchen
- Fülle-Hitze-Krankheit im unteren 3-Erwärmer (hier: Darm) → Ileus, akutes Abdomen

Abb. 30 Grauschwarzer und trockener Zungenbelag in der Zungenmitte

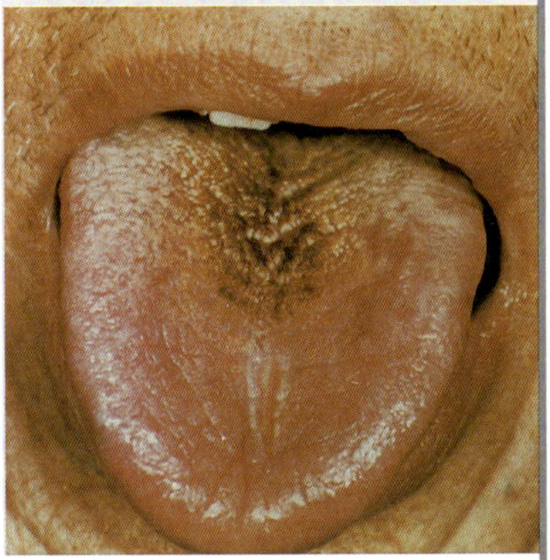

Zungenbild

Zungenbelag: grauschwarz und trocken; in der Zungenmitte (Magen-Milz-Bereich)
Feuchtigkeit: trockene Zunge
Zungenfarbe: rot
Zungenform/-größe: auf dem ganzen Zungenkörper Furchen

Differentialdiagnostische Gedanken

grauschwarzer und trockener Zungenbelag: Zeichen für Feuer- und Hitze-Krankheit, die viel Yin im Körper (Körpersäfte) verbraucht hat
Belag in der Zungenmitte: Hinweis auf Feuer-Hitze-Krankheit im mittleren 3-Erwärmer (hier: Magen)
trockene Zunge mit Furchen: Zeichen von Yin-Mangel im Körper (Körpersäfte)

TCM-Diagnose

Der Patient leidet an Feuer- und Hitze-Krankheit im mittleren 3-Erwärmer (hier: Magen).

Erklärung nach TCM

- Feuer und Hitze im Magen, der Patient hat starke Magenschmerzen und Verdauungsstörungen
- Zungenfurchen sind ein Zeichen für Magen-Yin-Mangel; Magenschmerzen mit Sodbrennen
- „unechte" Hitze durch Magen-Yin-Mangel und „echte" Feuer-Hitze

TCM-Krankheitserkennung → Beispiele westlicher Diagnosen

- Feuer-Hitze-Krankheit im Magen → blutige Gastritis, Magenperforation
- Magen-Yin-Schwäche → Hyperazidität, Magen-/Duodenalulkus

Abb. 31 Dicker Zungenbelag

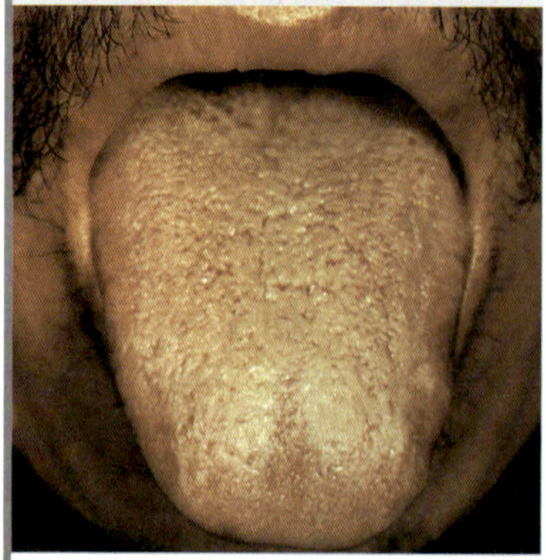

Zungenbild

Zungenbelag: leicht gelb, dick; auf der ganzen Zungenoberfläche
Feuchtigkeit: etwas feuchter Belag
Zungenfarbe: hellrot
Zungenform/-größe: dick und groß

Differentialdiagnostische Gedanken

dicker Zungenbelag: Zeichen von Schleim im Magen („Schleim blockiert den Magen"); schwere Erkrankung
leicht gelber Zungenbelag: durch lang andauernde Retention von Nässe und Schleim tritt oft Hitze auf; Nässe und Hitze mischen sich, Nässe-Krankheit
hellrote Zungenfarbe: Milz-Yang ist durch Nässe gestört
dicke und große Zunge: wichtiger Hinweis auf die Schädigung von Milz-Yang durch Nässe

TCM-Diagnose

Der Patient leidet an Nässe-Krankheit.

Erklärung nach TCM

- ein dicker Zungenbelag ist Zeichen dafür, dass die Krankheit keine oberflächliche und äußere Erkrankung mehr, sondern eine innere Krankheit ist
- ein dicker Zungenbelag ist ein Hinweis für eine schwere Erkrankung: je dicker der Zungenbelag ist, desto schlimmer ist die Erkrankung
- die Milz ist ein für Feuchtigkeit/Schleim anfälliges Organ; die dicke und große Zunge ist ein Zeichen für die Schädigung von Milz-Yang, die durch Nässe verursacht ist

TCM-Krankheitserkennung → Beispiele westlicher Diagnosen

- Nässe- und Hitze-Krankheit → chronische Hepatitis, chronische Cholezystopathien
- Nässe-Krankheit wegen Milz-Yang-Mangels → Ödeme, Immundefizienz, Nephropathien

Abb. 32 Dünner Zungenbelag

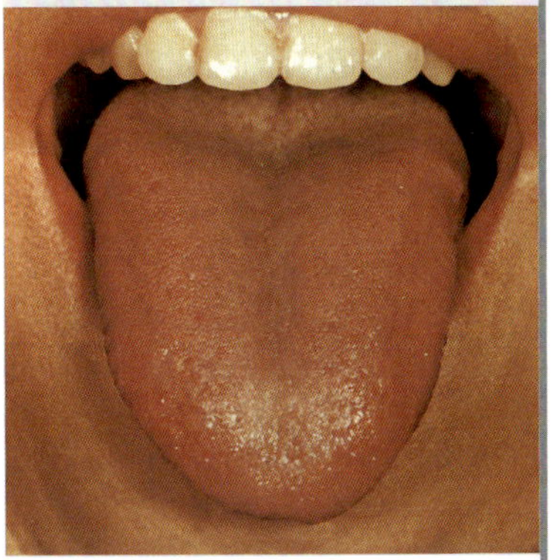

Zungenbild

Zungenbelag: dünn und leicht gelb; auf der ganzen Zungenoberfläche
Feuchtigkeit: Zunge und Belag trocken
Zungenfarbe: tiefrot
Zungenform/-größe: normal

Differentialdiagnostische Gedanken

dünner und leicht gelber Zungenbelag: oberflächliche und äußere Krankheit, weil der Zungenbelag und die Zunge trocken sind
tiefrote Zungenfarbe: innere Hitze, evtl. Blut-Hitze

TCM-Diagnose

Der Patient leidet an oberflächlicher und äußerer Hitze im oberen 3-Erwärmer (hier: Lunge).

Erklärung nach TCM

- der dünne Zungenbelag ist leicht gelb; der pathogene Faktor (hier: Hitze) ist noch nicht in die inneren Organe (hier: Lunge) eingedrungen (sonst wäre der Belag dicker [☞ Abb. 14])
- der Patient hatte vorher bereits an Blut-Hitze gelitten, da die Zunge trocken ist

TCM-Krankheitserkennung → Beispiele westlicher Diagnosen

- oberflächliche und äußere Hitze im oberen 3-Erwärmer (hier: Lunge) → Erkältung, Grippe, leichte Affektion der Atemwege, Nasenbluten

Abb. 33 Von dick zu dünn wechselnder Zungenbelag

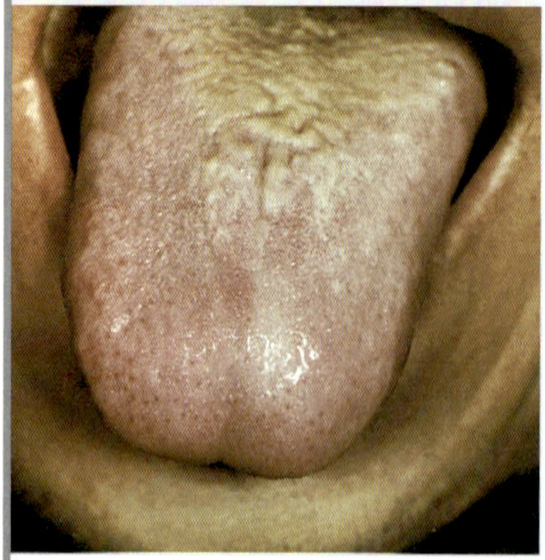

Zungenbild

Zungenbelag: von dick zu dünn wechselnd, leicht gelb; auf der ganzen Zungenoberfläche; dicker Belag noch im mittleren und hinteren 3-Erwärmer (hier: Magen)
Feuchtigkeit: etwas feuchter Belag
Zungenfarbe: rote Pünktchen im Bereich der Zungenspitze (Herz-Lungen-Bereich)
Zungenform/-größe: dick und groß

Differentialdiagnostische Gedanken

von dick zu dünn wechselnder Zungenbelag: Zeichen einer Besserung; der Belag wird im vorderen Bereich der Zunge dünner
leicht gelber Zungenbelag: Hinweis auf gebesserte Nässe-Hitze-Krankheit, weil der Belag früher intensiver gelb war
rote Pünktchen im Bereich der Zungenspitze: Zeichen von Blut-Hitze in Lunge und Herz

TCM-Diagnose

Der Patient leidet an Nässe-Hitze-Krankheit im mittleren 3-Erwärmer (hier: Magen) oder an Blut-Hitze im oberen 3-Erwärmer (hier: Lunge)

Erklärung nach TCM

- die Milz ist durch Nässe gestört, der Patient leidet zusätzlich an Hitze-Krankheit (Nässe-Hitze-Krankheit)
- der leicht gelbe und dicke Zungenbelag geht zurück und verdünnt sich, was als Zeichen der Besserung zu werten ist: Nässe und Hitze werden weniger
- rote Pünktchen im Bereich der Zungenspitze sind Zeichen vorangegangener Blut-Hitze (der Belag ist zurückgegangen)

TCM-Krankheitserkennung → Beispiele westlicher Diagnosen

- Nässe-Hitze-Krankheit im mittleren 3-Erwärmer (hier: Magen) → Verdauungsstörungen
- Blut-Hitze-Krankheit → allergische Erkrankungen

Abb. 34 Feuchter Zungenbelag

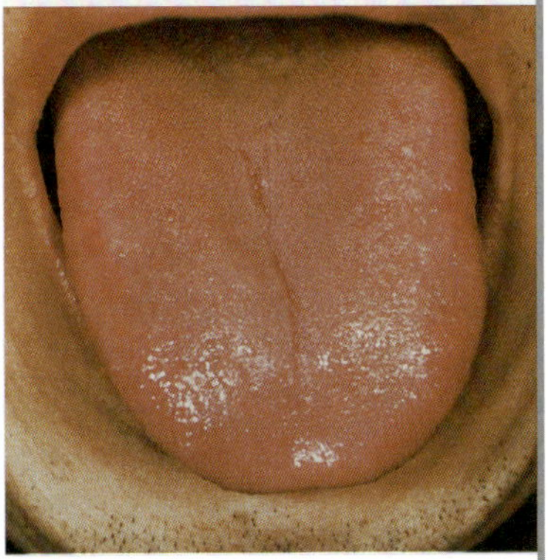

Zungenbild

Zungenbelag: weiß und dünn; im Bereich der ganzen Zunge
Feuchtigkeit: normal
Zungenfarbe: leicht rot
Zungenform/-größe: normale Größe und Mittelriss

Differentialdiagnostische Gedanken

normal feuchter Zungenbelag: der normale Zungenbelag ist weder trocken noch feucht; Zeichen von Gesundheit
leicht rote Zungenfarbe: Zeichen von leichter Wärme
Zunge mit Mittelriss: bei leicht roter Zungenfarbe besteht eine Neigung zum Yin-Mangel („unechte" Hitze)

TCM-Diagnose

Der Patient leidet an leichtem Hitze-Syndrom.

Erklärung nach TCM

- der normal feuchte Zungenbelag ist ein Zeichen für relative Gesundheit
- weil der Zungenbelag normal ist, spielen die leicht rote Zungenfarbe und der Mittelriss keine entscheidende pathologische Rolle

TCM-Krankheitserkennung → Beispiele westlicher Diagnosen

- leichtes Herz-Hitze-Syndrom → Schlafstörungen, Depression, klimakterische Beschwerden

Abb. 35 Feuchter und glatter Zungenbelag

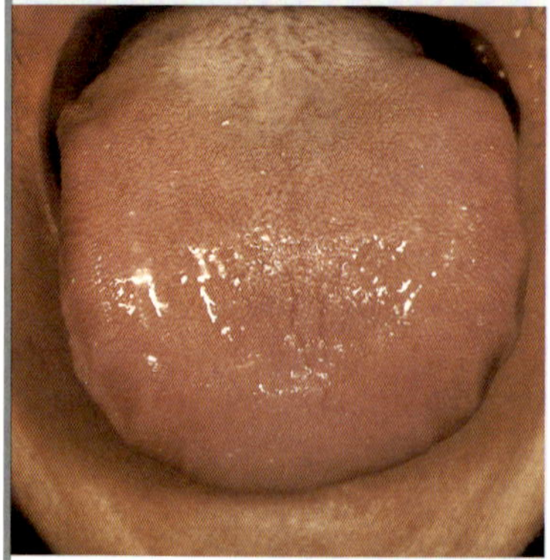

Zungenbild

Zungenbelag: leicht gelb; an der Zungenwurzel (Nieren-Blasen-Bereich)
Feuchtigkeit: feuchter und glatter Belag
Zungenfarbe: hellrot
Zungenform/-größe: dicke Zunge mit Zahneindrücken

Differentialdiagnostische Gedanken

feuchter und glatter Zungenbelag: typischer Hinweis auf Nässe-Schleim-Krankheit; ob es eine Nässe-Hitze- oder Nässe-Kälte-Krankheit ist, hängt von der Belagfarbe ab: weißer Belag entspricht Nässe-Kälte-Krankheit, gelber Belag entspricht Nässe-Hitze-Krankheit
dicke Zunge mit Zahneindrücken: Ursache ist eine Störung von Milz-Yang durch Nässe
leicht gelber Belag an der Zungenwurzel: leichte Nässe-Hitze im unteren 3-Erwärmer (hier: Blase und Prostata)
hellrote Zungenfarbe: kein schlimmes Hitze-Syndrom

TCM-Diagnose

Der Patient leidet generalisiert an Nässe-Krankheit und an einer leichten Nässe-Hitze im unteren 3-Erwärmer (hier: Blase und Prostata).

Erklärung nach TCM

- ein feuchter und glatter Zungenbelag ist ein Hinweis auf eine Schwäche von Milz-Yang; Milz- und Nieren-Yang sind die Hauptlebensenergien (Lebensessenzen) des Menschen; Ursache einer Schädigung von Milz-Yang ist vor allem Nässe
- Zahneindrücke sind ein wichtiges Zeichen für Milz- und Nieren-Yang-Schwäche und -Mangel

TCM-Krankheitserkennung → Beispiele westlicher Diagnosen

- Milz-Yang-Mangel → Ermüdung, Erschöpfung, Ödeme, Blutarmut (Anämie), Blutungserkrankung
- leichte Nässe-Hitze-Krankheit im unteren 3-Erwärmer (hier: Blase und Prostata) → Zystitis, Prostatitis

Abb. 36 Trockener und gelber Zungenbelag im hinteren Bereich der Zunge

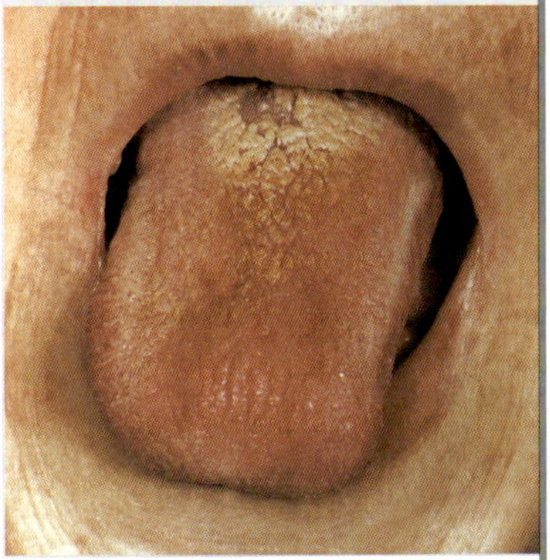

Zungenbild

Zungenbelag: gelb; im hinteren Bereich der Zunge (Nieren-Blasen-Bereich)
Feuchtigkeit: trockener Belag
Zungenfarbe: rot
Zungenform/-größe: Furchen auf der ganzen Zunge

Differentialdiagnostische Gedanken

trockener und gelber Zungenbelag: Zeichen für schwere und starke Hitze- und Feuer-Krankheit
Belag im hinteren Bereich der Zunge: Zeichen für „echte" Hitze- und Feuer-Krankheit im unteren 3-Erwärmer (hier: Darm)
rote Zunge mit Furchen: die Hitze beeinträchtigt den gesamten Körper, deswegen ist auch die ganze Zunge rot; Furchen sind ein Zeichen für allgemeinen Yin-Mangel; Feuer und Hitze verbrauchen sehr viel Yin im Körper (Körpersäfte), dies erklärt die Trockenheit der Zunge

TCM-Diagnose

Der Patient leidet an Hitze- und Feuer-Krankheit im unteren 3-Erwärmer (hier: Darm).

Erklärung nach TCM

- Lungen- und Dickdarm-Yin sind durch Hitze und Feuer geschädigt; „echte" Hitze und Nässe im unteren 3-Erwärmer (hier: Darm)
- rote und trockene Zunge mit Furchen ist typisch für Yin-Mangel;
- Yin-Mangel und zusätzlich „echte" Hitze bewirken eine weitere Schwächung von Yin im Körper
- der Patient hat auch Fieber

TCM-Krankheitserkennung → Beispiele westlicher Diagnosen

- „echte" Hitze- und Feuer-Krankheit im unteren 3-Erwärmer (hier: Darm) → akuter Ileus, akutes Abdomen
- Körper-Yin-Schwäche → hohes Fieber, akute und chronische Infektionen oder permanentes niedriges Fieber

Abb. 37 Trockener und gelber Zungenbelag

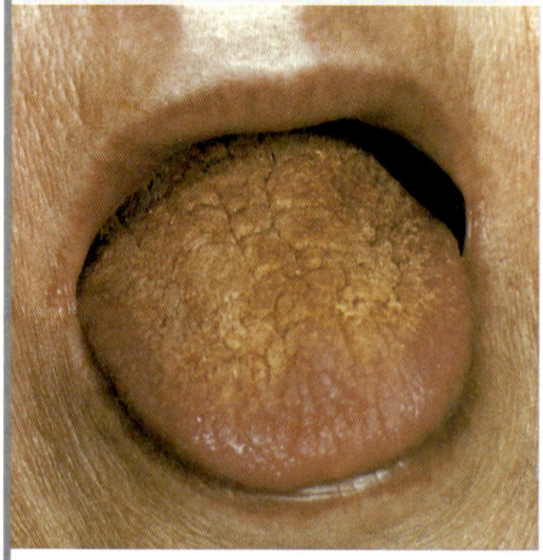

Zungenbild

Zungenbelag: trocken und gelb; auf der ganzen Zungenoberfläche
Feuchtigkeit: trockene Zunge
Zungenfarbe: rot
Zungenform/-größe: Furchen auf der ganzen Zungenoberfläche

Differentialdiagnostische Gedanken

trockener und gelber Zungenbelag: Hinweis auf „echte" Hitze- und Feuer-Krankheit
trockene und rote Zunge: Zeichen für „echte" Hitze im Körper
Zunge mit Furchen: Zeichen für allgemeinen Yin-Mangel; frühere „unechte" Hitze (aufgrund von Yin-Mangel), jetzt besteht „echte" Hitze, weil der trockene und gelbe Belag die ganze Zunge bedeckt

TCM-Diagnose

Der Patient leidet an „echter" Hitze- und Feuer-Krankheit.

Erklärung nach TCM

- allgemeine Körper-Yin-Schwäche; manche ältere Patienten haben einen chronischen Yin-Schwäche-Zustand; solche Patienten sind anfälliger als gesunde Menschen für Hitze-Feuer-Krankheit, die sich dann entsprechend nachhaltig auswirkt
- „echte" Hitze kostet sehr viel Lungen-, Magen- und Dickdarm-Yin; der Patient hat meist Durst, trockenen Husten und Obstipation

TCM-Krankheitserkennung → Beispiele westlicher Diagnosen

- „echte" Hitze- und Feuer-Krankheit → Pneumonie, Ileus, Appendizitis
- Lungen- und Herz-Yin-Schwäche → Unruhe, Nervosität, Schlaflosigkeit, Nasenbluten

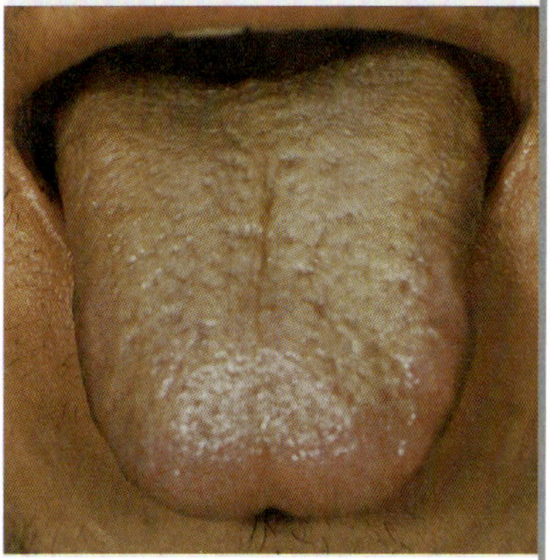

Abb. 38 Schmieriger Zungenbelag (Butterzungenbelag)

Zungenbild

Zungenbelag: leicht gelb, schmierig (Butterzungenbelag); auf der ganzen Zungenoberfläche
Feuchtigkeit: etwas feuchter Belag
Zungenfarbe: rote Zungenspitze (Herz-Lungen-Bereich)
Zungenform/-größe: dick

Differentialdiagnostische Gedanken

schmieriger Zungenbelag: der schmierige Belag ist dick und feucht (Butterzungenbelag); Zeichen für Nässe-Schleim; je dicker der Belag, desto schwerer ist eine Nässe-Krankheit
leicht gelber Belag: etwas Nässe-Hitze ist vorhanden
rote Zungenspitze: Zeichen für Hitze-Krankheit im Herzen

TCM-Diagnose

Der Patient leidet an Nässe-Schleim-Krankheit und einer Retention von Schleim im Herz-Bereich.

Erklärung nach TCM

- Milz-Yang-Mangel; Nässe und Schleim schaden Milz-Yang; der feuchte, dicke und schmierige Zungenbelag ist ein typisches Zeichen für eine dauerhafte Milz-Störung
- Störung durch Nässe und Schleim, das Herz ist immer beeinträchtigt; weil Schleim das Herz gestört hat, leidet der Patient an einer Depression

TCM-Krankheitserkennung → Beispiele westlicher Diagnosen

- Milz-Yang-Schwäche → Gastritis (Kälte-Typ)
- Herz-Schleim-Syndrom → Depression

Abb. 39 Schmieriger und weißer Zungenbelag (Butterzungenbelag)

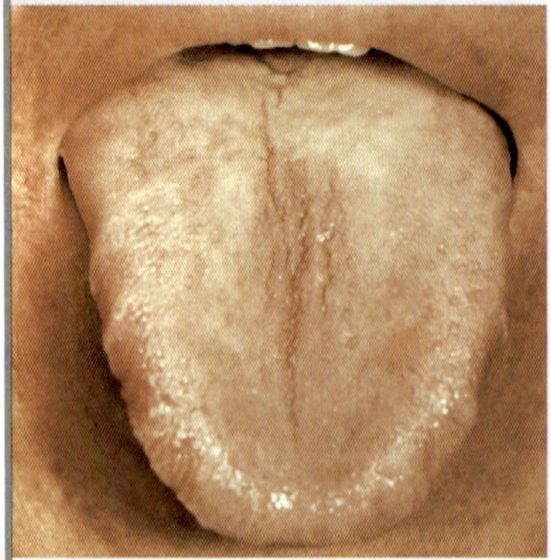

Zungenbild

Zungenbelag: schmierig und weiß; weniger Belag im vorderen Bereich der Zunge (Herz-Lungen-Bereich)
Feuchtigkeit: feuchte Zunge
Zungenfarbe: hellrot
Zungenform/-größe: große Zunge, Zahneindrücke an den Zungenrändern

Differentialdiagnostische Gedanken

schmieriger und weißer Zungenbelag: typisch für Nässe- und Kälte-Krankheit; je weißer die Zunge, desto schlimmer ist die Nässe-Kälte-Krankheit
weniger Belag im vorderen Bereich der Zunge: Nässe-Kälte-Krankheit bleibt im unteren 3-Erwärmer (hier: Blase, Nieren, Darm) und hat sich noch nicht auf den oberen 3-Erwärmer (hier: Herz und Lunge) ausgeweitet
Zahneindrücke an den Zungenrändern: Zeichen für Milz-Yang-Mangel

TCM-Diagnose

Der Patient leidet an Nässe-Kälte-Krankheit.

Erklärung nach TCM

- Nässe-Kälte-Krankheit; die beiden pathogene Faktoren schädigen Milz-Yang; der Patient leidet unter einem Kälte-Syndrom mit kaltem Rücken, kalten Knien, kalten Händen und Füßen, er bevorzugt warme Getränke
- aufgrund der Störung von Milz-Yang hat der Patient Ödeme und keinen Appetit
- Zahneindrücke sind ein Hinweis auf chronische Nässe-Kälte-Krankheit, die Milz-Yang schädigt

TCM-Krankheitserkennung → Beispiele westlicher Diagnosen

- Nässe-Kälte-Krankheit → Blasenschwäche, chronische Nephritis, Urämie, Gastritis (Kälte-Typ)
- Milz- und Nieren-Yang-Mangel → Konzentrationsschwäche, Vergesslichkeit, Anämie, chronische Enteritis

Abb. 40 Schmieriger und fester Zungenbelag

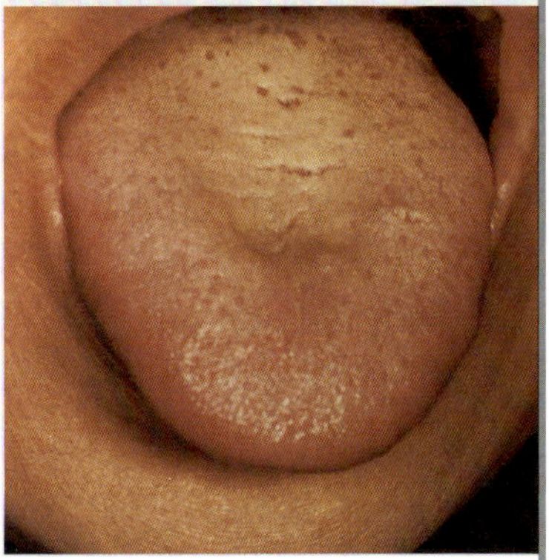

Zungenbild

Zungenbelag: leicht gelb, schmierig und fest; in der Zungenmitte (Magen-Milz-Bereich)
Feuchtigkeit: normal feucht
Zungenfarbe: rote Zungenränder (Leber-Galle-Bereich)
Zungenform/-größe: dick und groß

Differentialdiagnostische Gedanken

schmieriger und fester Zungenbelag: Nässe-Hitze im Körper
Belag in der Zungenmitte: Zeichen für Nässe-Hitze im mittleren 3-Erwärmer (hier: Magen) und Galle
leicht gelber Zungenbelag: Hinweis auf leichte Wärme oder Hitze-Krankheit
rote Zungenränder: Nässe-Hitze in Leber und Galle

TCM-Diagnose

Der Patient leidet an Nässe-Hitze-Krankheit in Leber und Galle.

Erklärung nach TCM

- der feste Zungenbelag ist ein wichtiges Zeichen dafür, dass die pathogenen Faktoren schon in die inneren Organe eingedrungen sind und die Krankheit chronisch ist; je dicker und fester der Belag, desto schwerer die Krankheit
- Nässe und Hitze in Magen, Galle und Leber

TCM-Krankheitserkennung → Beispiele westlicher Diagnosen

- Nässe-Hitze-Krankheit in Leber und Galle → Hepatitis, Cholezystis, Cholelithiasis
- Hitze im Magen → Verdauungsstörungen, Gastritis (Fülle-Hitze-Typ), Ulcus ventriculi et duodeni

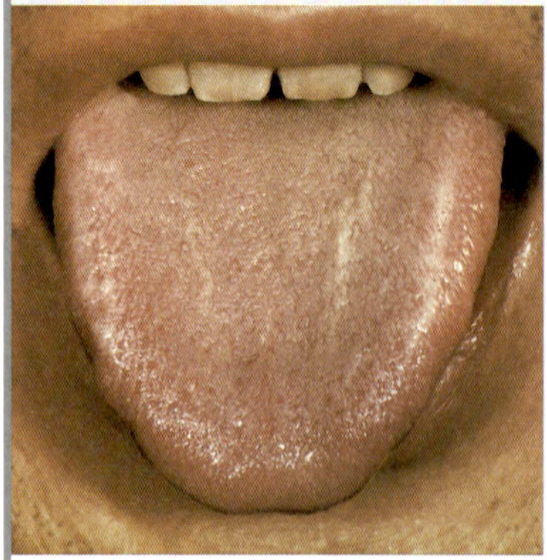

Abb. 41 Schmieriger dünner und weißer Zungenbelag

Zungenbild

Zungenbelag: schmierig, dünn und weiß; kein Belag im Bereich der Zungenspitze (Herz-Lungen-Bereich)
Feuchtigkeit: normal feucht
Zungenfarbe: rote Zungenspitze (Herz-Lungen-Bereich)
Zungenform/-größe: etwas vergrößerte Zunge mit leichten Zahneindrücken

Differentialdiagnostische Gedanken

schmieriger dünner und weißer Zungenbelag: typischer Hinweis auf leichte Nässe-Kälte-Krankheit
kein Belag im Bereich der Zungenspitze: keine Nässe in Herz und Lunge
rote Zungenspitze: Zeichen für Lungen-Hitze

TCM-Diagnose

Der Patient leidet an leichter Nässe-Krankheit im mittleren 3-Erwärmer (hier: Magen) und an Hitze im oberen 3-Erwärmer (hier: Lunge).

Erklärung nach TCM

- leichte Nässe-Krankheit; Nässe-Krankheit ist passager
- leichte Lungen-Hitze; gleichzeitig leidet der Patient auch an einer Erkältung mit Husten

TCM-Krankheitserkennung → Beispiele westlicher Diagnosen

- leichte Nässe-Krankheit im mittleren 3-Erwärmer (hier: Magen) → Verdauungsstörungen, Gastritis mit Völlegefühl, Übelkeit, Meteorismus
- leichte Lungen-Hitze → Erkältung, Husten, Pharyngitis

Abb. 42 Schmieriger und weißer Zungenbelag

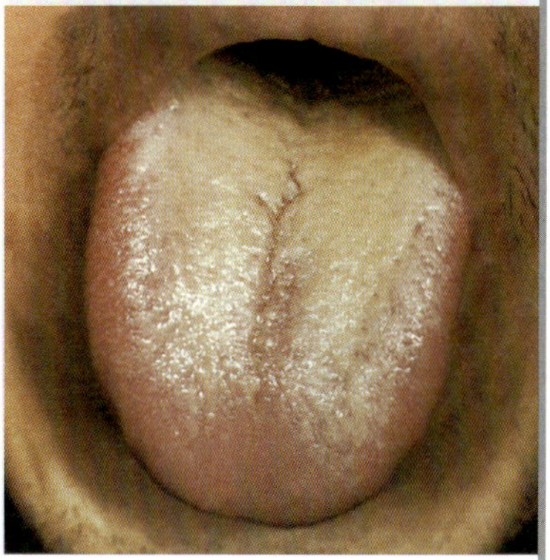

Zungenbild

Zungenbelag: schmierig und weiß; im Bereich der ganzen Zunge bis auf die Zungenspitze (Herz-Lungen-Bereich)
Feuchtigkeit: normal feucht
Zungenfarbe: rot
Zungenform/-größe: normal

Differentialdiagnostische Gedanken

schmieriger und weißer Zungenbelag im Bereich der ganzen Zunge: Zeichen für Nässe-Kälte-Krankheit
kein Belag im Bereich der Zungenspitze: hauptsächlich Störung durch Nässe-Kälte im Bereich von Milz, Magen, Darm, Nieren und Blase, nicht im Bereich von Lunge und Herz
rote Zunge: Hinweis darauf, dass der Patient vorher unter Hitze in der Lunge litt

TCM-Diagnose

Der Patient leidet an Nässe-Kälte-Krankheit.

Erklärung nach TCM

- Milz- und Nieren-Yang-Mangel; dieser Belag ist charakteristisch für die Schwere der Nässe-Kälte, insbesondere im mittleren und unteren 3-Erwärmer (hier: Milz und Niere)
- Blut-Hitze ist hier Zeichen einer abgelaufenen allergischen Reaktion

TCM-Krankheitserkennung → Beispiele westlicher Diagnosen

- Nässe-Kälte-Krankheit → Ödeme, rheumatische Erkrankung (Kälte-Typ)
- Blut-Hitze → Allergie

Abb. 43 Schmieriger weißer und Landkartenzungenbelag

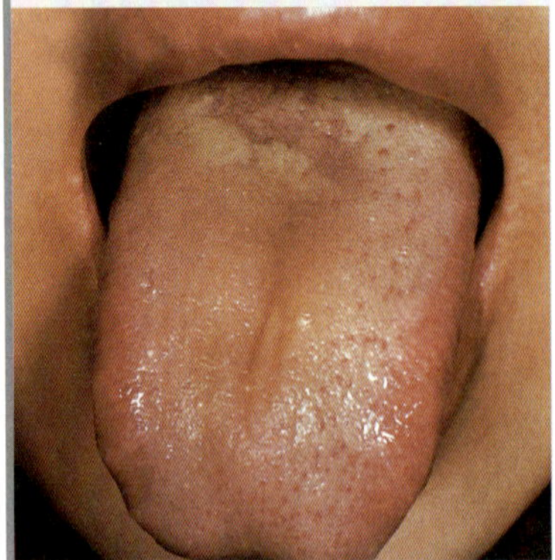

Zungenbild

Zungenbelag: schmierig und weiß, sich ablösender Zungenbelag (Landkartenzungenbelag)
Feuchtigkeit: feuchter Belag
Zungenfarbe: rot mit roten Pünktchen
Zungenform/-größe: groß mit Zahneindrücken

Differentialdiagnostische Gedanken

schmieriger und weißer Zungenbelag: Zeichen von Nässe und Kälte
sich ablösender Zungenbelag: Hinweis auf eine Störung von Magen-(Qi)Yang und Magen-Yin, beide können gleichzeitig geschädigt werden; in diesem Fall ist Magen-(Qi)Yang beeinträchtigt
rote Pünktchen: Hinweis auf leichte Hitze im Körper

TCM-Diagnose

Der Patient leidet an Magen-(Qi) Yang-Mangel mit Verdauungsstörungen.

Erklärung nach TCM

- Milz- und Magen-Yang-Schwäche; die Verdauungsstörungen sind durch Nässe und Kälte verursacht
- wenn Magen-Qi schwach ist, kann die Zunge nicht belegt sein; der Belag löst sich also ab (Landkartenzunge)

TCM-Krankheitserkennung → Beispiele westlicher Diagnosen

- Milz-Yang-Schwäche → Übelkeit, Ödeme, Anämie, Menstruationsstörungen, chronische Enteritis
- Magen-Qi-Schwäche → Gastritis (Kälte-Typ), Verdauungsstörungen, Appetitlosigkeit

Abb. 44 Schmieriger und braunschwarzer Zungenbelag

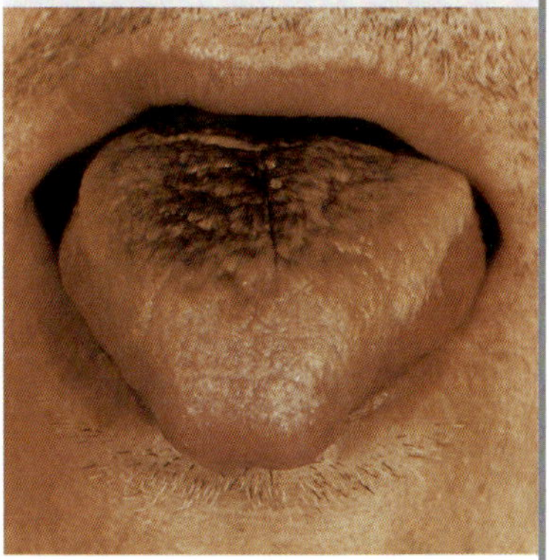

Zungenbild

Zungenbelag: schmierig und braunschwarz im mittleren (Magen-Milz-Bereich) und unteren 3-Erwärmer (Nieren-Blasen-Bereich)
Feuchtigkeit: trockene Zungenspitze (Herz-Lungen-Bereich)
Zungenfarbe: rot
Zungenform/-größe: schmale Zungenspitze

Differentialdiagnostische Gedanken

schmieriger und braunschwarzer Zungenbelag: Zeichen für Nässe- und Hitze-Krankheit (hier: Magen und Blase)
rote Zunge: die pathologische Bedeutung von Hitze ist hier größer als von Nässe
schmale und trockene Zunge: Hinweis auf Yin-Schwäche und „unechte" Hitze im Herzen-Lunge (oberer 3-Erwärmer)

TCM-Diagnose

Der Patient leidet an Nässe-Hitze-Krankheit im mittleren und unteren 3-Erwärmer (hier: Magen und Blase) und an „unechter" Hitze im oberen 3-Erwärmer (hier: Lunge).

Erklärung nach TCM

- Nässe und Hitze bestehen gleichzeitig und verursachen Nässe-Hitze-Krankheit im Bereich Magen und Blase
- im Bereich Herz liegt „unechte" Hitze vor, deswegen leidet der Patient an Schlaflosigkeit (Yin-Schwäche-Typ) und trockenem Husten (ohne Schleim)

TCM-Krankheitserkennung → Beispiele westlicher Diagnosen

- Nässe-Hitze-Krankheit im unteren 3-Erwärmer (hier: Blase, Geschlechtsorgane) → akute Zystitis, akute Prostatitis, akute Metritis
- Nässe-Hitze-Krankheit im mittleren 3-Erwärmer (hier: Magen) und in der Galle → Gastritis (Fülle-Typ), akute Cholezystitis
- Yin-Schwäche-Krankheit im oberen 3-Erwärmer (hier: Lunge) → chronische Bronchitis

Abb. 45 Geronnener Zungenbelag

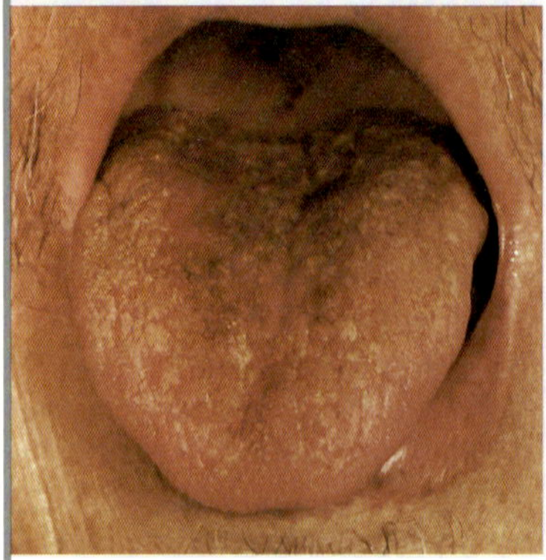

Zungenbild

Zungenbelag: gelb und geronnen; an den Zungenrändern (Leber-Galle-Bereich)
Feuchtigkeit: trockener Belag
Zungenfarbe: rot
Zungenform/-größe: normal

Differentialdiagnostische Gedanken

geronnener Zungenbelag: typisches Zeichen von innerer Nässe und Hitze sowie Hinweis auf Entzündungen/Geschwüre in den inneren Organen (z. B. Magen, Leber und Darm); ebenso lässt dieser Belag auf eine Erkrankung (Infektion) wie etwa Ruhr, Syphilis oder AIDS schließen
rote Zunge: Zeichen von Hitze-Krankheit
trockener und gelber Belag an den Zungenrändern: Hinweis darauf, dass der Patient vorher „echte" Hitze hatte

TCM-Diagnose

Der Patient leidet an innerer Nässe-Hitze-Krankheit.

Erklärung nach TCM

- Nässe-Hitze im mittleren und unteren 3-Erwärmer, hier: Organentzündung (z. B. Magen, Darm)
- Herz- und Lungen-Yin-Schwäche verursachen Hitze und Fieber

TCM-Krankheitserkennung → Beispiele westlicher Diagnosen

- Nässe-Hitze-Krankheit im Magen und Darm → akute Magenperforation, akutes Magen- und Duodenalulkus, akute Darmperforation

Abb. 46 Geronnener Zungenbelag

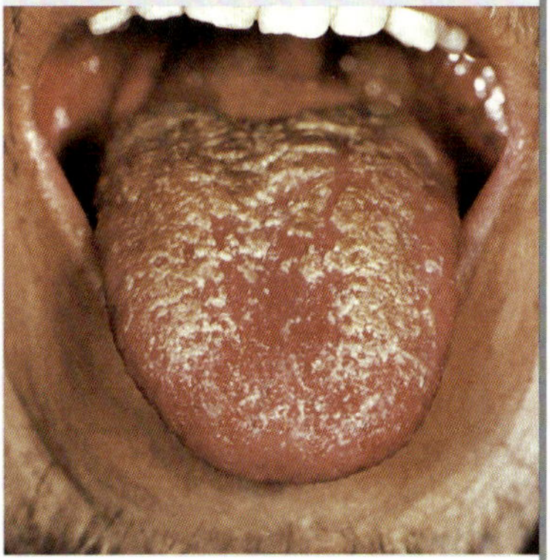

Zungenbild

Zungenbelag: weiß und geronnen; im ganzen Zungenbereich
Feuchtigkeit: trockene Zunge
Zungenfarbe: rot
Zungenform/-größe: normal

Differentialdiagnostische Gedanken

weißer und geronnener Zungenbelag: Hinweis auf innere Nässe-Schleim-Krankheit
rote Zunge: der Patient hatte vorher „unechte" Hitze wegen Yin-Mangel-Erkrankung
trockene Zunge: Zeichen für „unechte" Hitze

TCM-Diagnose

Der Patient leidet an Milz-Yang-Schwäche sowie an Magen-Yin-Mangel.

Erklärung nach TCM

- Milz- und Magen-Yang-Schwäche bedeutet hier, dass der Patient an Nässe- und Kälte-Krankheit leidet; der Patient hat keinen Appetit, bevorzugt warme Speisen und Getränke
- „unechte" Hitze bedeutet bei diesem Patienten, dass er vor einer Nässe-Kälte-Krankheit schon an Yin-Schwäche litt
- der Patient leidet an Yin- und Yang-Schwäche-Zustand (hier: Milz-Yang und Magen-Yin)

TCM-Krankheitserkennung → Beispiele westlicher Diagnosen

- Milz-Yang-Schwäche → Gastritis (Kälte-Typ), Ödeme im Körper

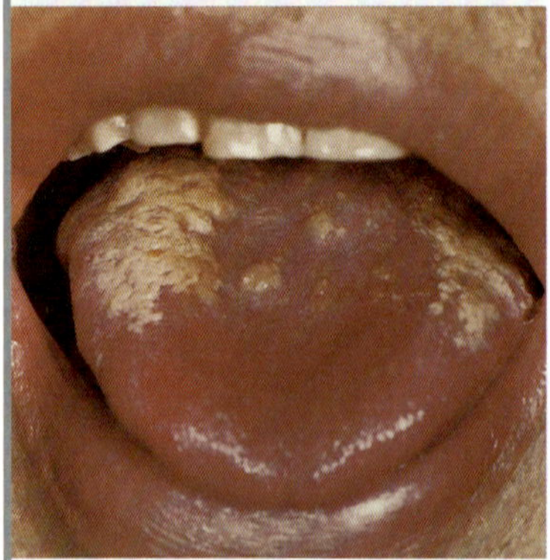

Abb. 47 Geronnener Zungenbelag

Zungenbild

Zungenbelag: weiß, leicht gelb und geronnen; Belag an den Zungenrändern (Leber-Galle-Bereich)
Feuchtigkeit: trockene Zunge
Zungenfarbe: rot
Zungenform/-größe: normal

Differentialdiagnostische Gedanken

weißer, leicht gelber und geronnener Zungenbelag: Zeichen für Nässe-Hitze-Krankheit
Belag an Zungenrändern: Nässe und Hitze hauptsächlich im Leber-Galle-Bereich
rote und trockene Zunge: typischer Hinweis auf stärkere Hitze im Körper

TCM-Diagnose

Der Patient leidet an Nässe-Hitze-Krankheit im Bereich der Leber-Galle.

Erklärung nach TCM

- Nässe- und Hitze-Krankheit; hier ist Hitze stärker als Nässe, weil die Zunge rot und trocken ist
- Nässe- und Hitze-Krankheit im Bereich der Galle; der Patient leidet wegen Hitze an starkem Fieber, kennzeichnend dafür ist die trockene Zunge und der von der ganzen Zungenoberfläche sich ablösende Belag

TCM-Krankheitserkennung → Beispiele westlicher Diagnosen

- Nässe- und Hitze-Krankheit im Bereich der Galle und Leber → akute Cholezystitis, akute Hepatitis, akutes Abdomen

Abb. 48 Weißer und geronnener Zungenbelag

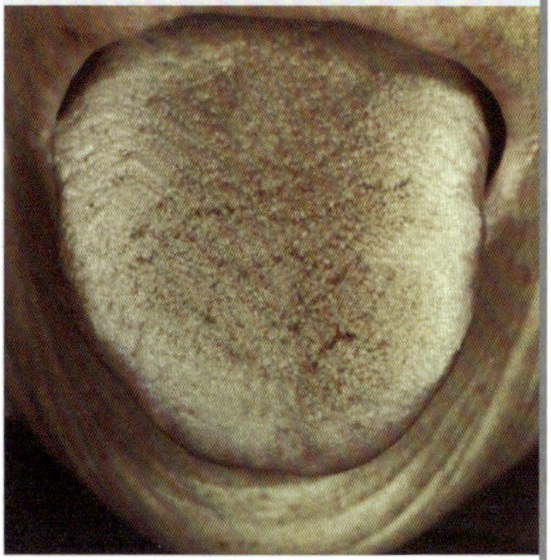

Zungenbild

Zungenbelag: weiß und geronnen in der Zungenmitte, fest und dicht an den Rändern
Feuchtigkeit: etwas feucht
Zungenfarbe: hellrot
Zungenform/-größe: etwas groß

Differentialdiagnostische Gedanken

weißer und geronnener Zungenbelag (insbesondere in der Zungenmitte): Zeichen für Nässe und Schleim im Magen
etwas feuchter Belag: bedeutet hier, dass die Nässe- und Schleimsymptome nicht zu schlimm sind
fester und dichter Belag: Zeichen für Nässe- und Schleim-Krankheit
hellrote Zungenfarbe: Hinweis auf Yang-(Qi-)Mangel des Patienten

TCM-Diagnose

Der Patient leidet an Nässe-Schleim-Krankheit im mittleren 3-Erwärmer (Magen).

Erklärung nach TCM

- Nässe und Schleim im mittleren 3-Erwärmer bedeuten hier, dass der Patient an Nässe-Schleim-Krankheit im Magen leidet; der Patient hat keinen Appetit, Druck- und Völlegefühl im Magenbereich
- weißer und fester Zungenbelag an den Zungenrändern zeigt uns eindeutig, dass der Patient chronische Magenbeschwerden und Verdauungsstörungen hat

TCM-Krankheitserkennung → Beispiele westlicher Diagnosen

- Nässe-Schleim-Krankheit im Magen → Magenulkus, Gastritis (Nässe-Kälte-Typ), dynamische Störung des Magens, achylische Gastritis, atrophische Gastritis

Abb. 49 Sich ablösender Zungenbelag (Landkartenzunge)

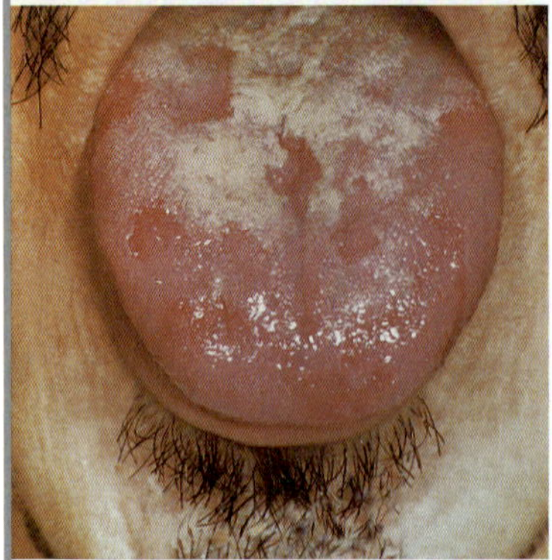

Zungenbild

Zungenbelag: weiß und schmierig; sich ablösender Zungenbelag (Landkartenzunge)
Feuchtigkeit: normal
Zungenfarbe: rot
Zungenform/-größe: etwas groß

Differentialdiagnostische Gedanken

sich ablösender Zungenbelag: wichtiger Hinweis auf Magen-Yin- und -Yang-Schwäche
weißer und schmieriger Zungenbelag: Zeichen von innerer Nässe und Schleim
rote Zunge: Hinweis darauf, dass es vorher Hitze im Magen gab

TCM-Diagnose

Der Patient leidet an Magen-Beschwerden durch Magen-Yin- und -Yang-Mangel.

Erklärung nach TCM

- Magen-Yin- und -Yang-Mangel; der Patient hat Magen-Beschwerden (Leere-Kälte-Typ) mit Übelkeit und Erbrechen
- Verdauungsstörungen; der Patient leidet manchmal unter Vitaminmangel
- meist Gastritis in der Vorgeschichte

TCM-Krankheitserkennung → Beispiele westlicher Diagnosen

- Yin- und Yang-Mangel im Magen → Gastritis (Leere- und Kälte-Typ), chronische Enteritis (Leer- und Kälte-Typ)
- Milz-Yang-Mangel → Enzym- und Vitaminmangel

Abb. 50 In der Zungenmitte sich ablösender Zungenbelag

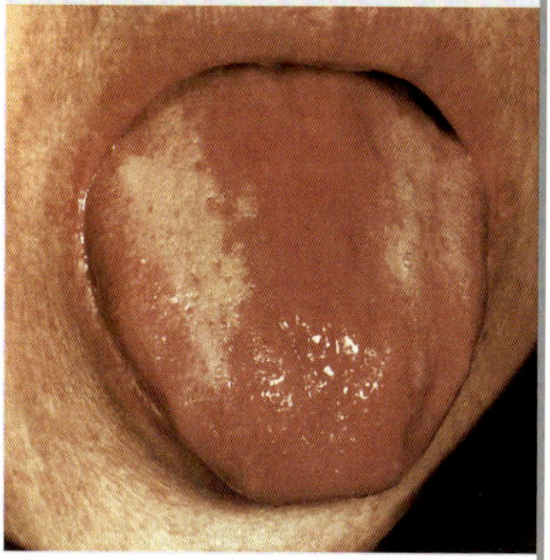

Zungenbild

Zungenbelag: leicht gelb, sich ablösender Zungenbelag in der Zungenmitte (Magen-Milz-Bereich)
Feuchtigkeit: normal
Zungenfarbe: rote Zunge mit roten Pünktchen im Bereich der Zungenspitze (Herz-Lungen-Bereich)
Zungenform/-größe: normal

Differentialdiagnostische Gedanken

sich ablösender Zungenbelag in der Zungenmitte: Zeichen für Magen-Qi(Yang)- und -Yin-Mangels; da der Belag besonders im Magen-Bereich fehlt
leicht gelber Zungenbelag: Zeichen für Nässe- und Hitze-Krankheit im Bereich von Magen und Milz
rote Zunge mit roten Pünktchen im Bereich der Zungenspitze: Hitze im oberen 3-Erwärmer (hier: Lunge)

TCM-Diagnose

- Der Patient leidet unter Nässe und Hitze im mittleren 3-Erwärmer (hier: Magen) und Blut-Hitze im oberen 3-Erwärmer (hier: Lunge).

Erklärung nach TCM

- Nässe und Hitze im Magen verursachen Verdauungsstörungen, sie beeinträchtigen den Magen; der Patient hat keinen Appetit; Magen-Yang (Energie) ist geschwächt (kein Belag im Magen-Bereich)
- „unechte" Lungen-Hitze und Blut-Hitze verursachen allergische Reaktionen, weil die Lunge nach der Organtheorie für Haut und Nase zuständig ist

TCM-Krankheitserkennung → Beispiele westlicher Diagnosen

- Nässe- und Hitze-Krankheit im Magen → Gastritis mit Sodbrennen (Typ: Magen-Yin-Schwäche)
- „unechte" Hitze in Lunge und Blut-Hitze → allergische Erkrankungen

Abb. 51 Sich ablösender Belag in der Zungenmitte

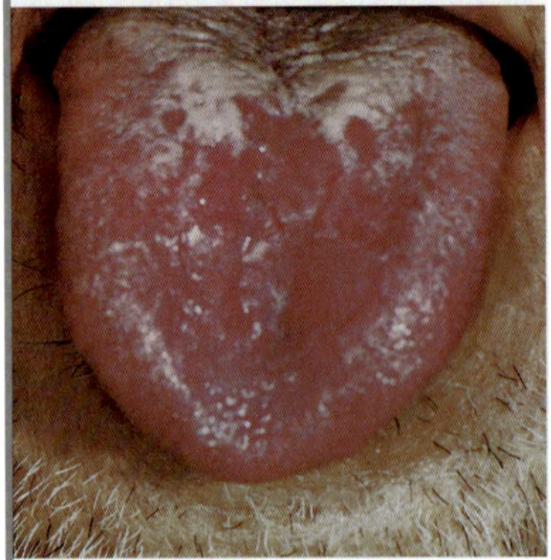

Zungenbild

Zungenbelag: weiß, dick im hinteren Zungenbereich (Nieren-Blasen-Bereich); sich ablösend auf der Zungenspitze (Herz-Lungen-Bereich) und in der Zungenmitte (Magen-Milz-Bereich)
Feuchtigkeit: trockene Zunge
Zungenfarbe: rot
Zungenform/-größe: etwas groß

Differentialdiagnostische Gedanken

sich ablösender Belag auf der Zungenspitze und in der Zungenmitte: Hinweis auf Lungen- und Magen-Yin-Mangel
weißer und dicker Zungenbelag im hinteren Bereich der Zunge: Zeichen von Nässe und Kälte im unteren 3-Erwärmer (hier: Darm)
rote und trockene Zunge: Hinweis auf die Entstehung „unechter" Hitze durch Yin-Verlust (hier: Magen und Lunge)

TCM-Diagnose

Der Patient leidet an Nässe-Kälte-Krankheit im unteren 3-Erwärmer (hier: Darm) und „unechter" Hitze im oberen und mittleren 3-Erwärmer (hier: Lunge und Magen).

Erklärung nach TCM

- Nässe- und Kälte-Krankheit in Niere und Blase ist ein Zeichen der aktuellen Erkrankung; früherer Magen- und Lungen-Yin-Mangel
- bei Patienten mit „unechter" Hitze im oberen und Nässe-Kälte im unteren 3-Erwärmer (hier: Darm) muss man beachten, dass die Behandlung für den oberen und unteren 3-Erwärmer unterschiedlich ist (hier: oben Hitze ableiten, Yin ernähren; unten Nässe und Kälte durch Wärme behandeln); Lunge und Dickdarm sind nach dem Meridiansystem gekoppelt

TCM-Krankheitserkennung → Beispiele westlicher Diagnosen

- Nässe- und Kälte-Krankheit im unteren 3-Erwärmer (hier: Darm) → chronische Enteritis (Kälte-Typ)
- Magen- und Lungen-Yin-Schwäche → Magen-Darm-Beschwerden, Sodbrennen, Schlafstörungen (Yin-Schwäche-Typ), Lungen-Tbc, Asthma bronchiale (Lungen-Yin-Typ)

Abb. 52 Hühnerherzförmiger sich ablösender Zungenbelag

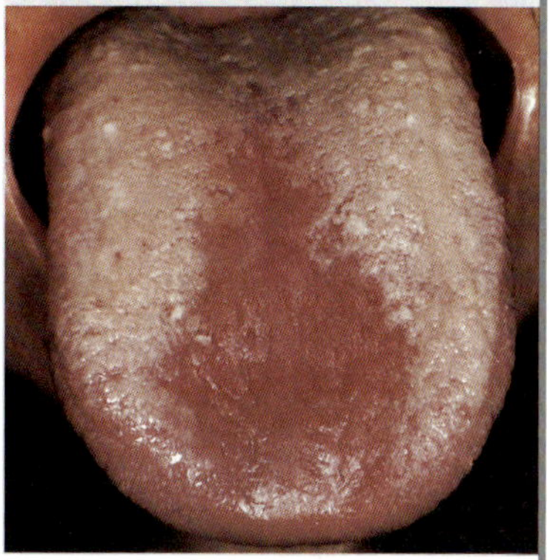

Zungenbild

Zungenbelag: weiß, hühnerherzförmiger sich ablösender Belag
Feuchtigkeit: feuchter Belag und trockene Zungenspitze
Zungenfarbe: rot
Zungenform/-größe: groß

Differentialdiagnostische Gedanken

hühnerherzförmiger sich ablösender Zungenbelag: wichtiger Hinweis auf Magen-Yang und -Yin-Verlust
weißer Zungenbelag: Nässe und Kälte
rote Zunge: Hinweis auf die Entstehung von „unechter" Hitze im Herz-Bereich

TCM-Diagnose

Der Patient leidet an Magen-Yang- und -Yin-Mangel und an „unechter" Hitze im Herz-Bereich.

Erklärung nach TCM

- Magen-Yang- und -Yin-Schwäche; der Patient leidet an einer schwerwiegenden Verdauungsstörung
- „unechte" Hitze im Herz-Bereich weist auf ein Herzleiden hin

TCM-Krankheitserkennung → Beispiele westlicher Diagnosen

- Magen-Yang-Mangel → chronische Gastritis (Kälte-Typ), chronische Verdauungsstörungen
- „unechte" Hitze im Herz-Bereich → koronare Herzerkrankung, Schlaflosigkeit

Abb. 53 Sich ablösender Belag im Zungenzentrum

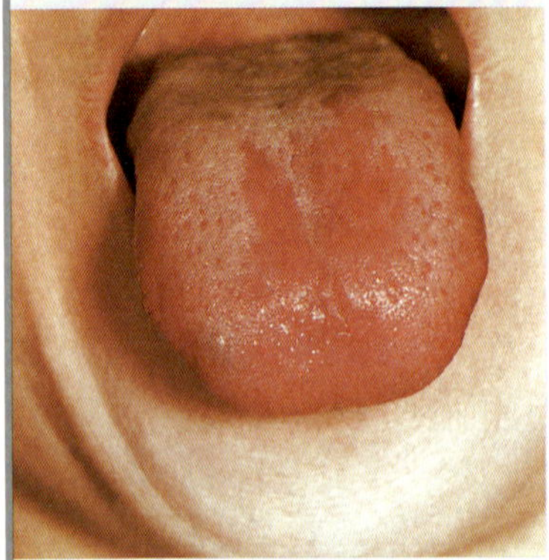

Zungenbild

Zungenbelag: leicht gelb, in der Zungenmitte sich ablösend (Magen-Milz-Bereich)
Feuchtigkeit: Zungenspitze trocken, hinterer Bereich normal feucht
Zungenfarbe: rot
Zungenform/-größe: normal

Differentialdiagnostische Gedanken

sich ablösender Zungenbelag in der Zungenmitte: typischer Hinweis auf eine Störung im mittleren 3-Erwärmer (hier: Magen); Magen-Yin-Mangel nicht ausgeprägt (hinterer Zungenbereich normal feucht, wenig sich ablösender Belag)
leicht gelber Zungenbelag: wichtiger Hinweis auf Hitze
rote Zunge: Hinweis auf die Entstehung von Hitze im Körper

TCM-Diagnose

Der Patient leidet an Fülle-Hitze-Krankheit im mittleren 3-Erwärmer (hier: Magen).

Erklärung nach TCM

- Magen-Hitze-Krankheit: Hitze ist eigentlich durch Magen-Yin-Mangel verursachte „unechte“ Hitze
- die rote Zunge ist ein Zeichen für Magen-Hitze
- wenn die rote Zunge keinen leicht gelben Belag hätte, würde man an Magen-Yin-Schwäche denken

TCM-Krankheitserkennung → Beispiele westlicher Diagnosen

- „unechte“ Hitze im Magen → Gastritis, Magenulkus (Yin-Mangel-Typ)

Abb. 54 Sich ablösender Zungenbelag

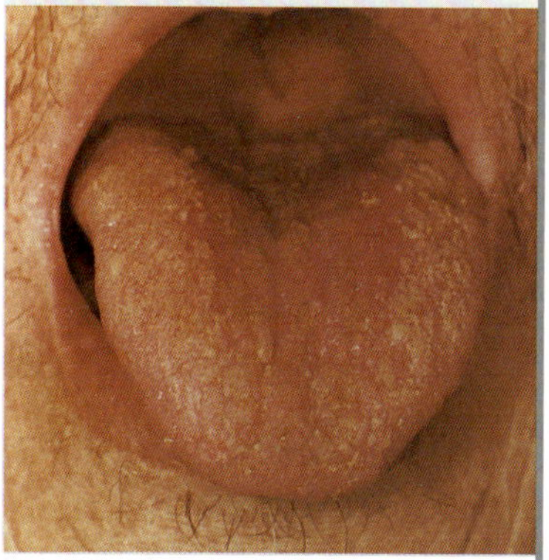

Zungenbild

Zungenbelag: gelb; im mittleren Bereich der Zunge sich ablösend (Magen-Milz-Bereich)
Feuchtigkeit: trockener Belag
Zungenfarbe: rot
Zungenform/-größe: normal

Differentialdiagnostische Gedanken

sich ablösender Belag im mittleren Bereich der Zunge: Hinweis auf Hitze im Magen durch Magen-Yin-Mangel (Magensaftmangel)
trockener und gelber Zungenbelag: Zeichen dafür, dass außer Yin-Mangel auch noch „echte" Fülle-Hitze im Magen besteht

TCM-Diagnose

Der Patient leidet an Yin-Mangel im Magen und Hitze-Krankheit im Körper.

Erklärung nach TCM

- „unechte" Hitze im Magen durch Yin-Mangel; der Patient leidet an Magenschmerzen mit Sodbrennen und an einem ständigen Durstgefühl, ohne ausreichend zu trinken
- bei trockenem und gelbem Belag kann „echte" Hitze im Körper bestehen; der Patient hatte zuvor hohes Fieber

TCM-Krankheitserkennung → Beispiele westlicher Diagnosen

- „unechte" Hitze im Magen durch Magen-Yin-Mangel → akute Gastritis (Fülle-Hitze-Typ und Yin-Mangel-Typ mit Sodbrennen), akutes Ulcus duodeni, fortgeschrittenes Magenkarzinom

Abb. 55 Sich ablösender Zungenbelag (Spiegelzunge)

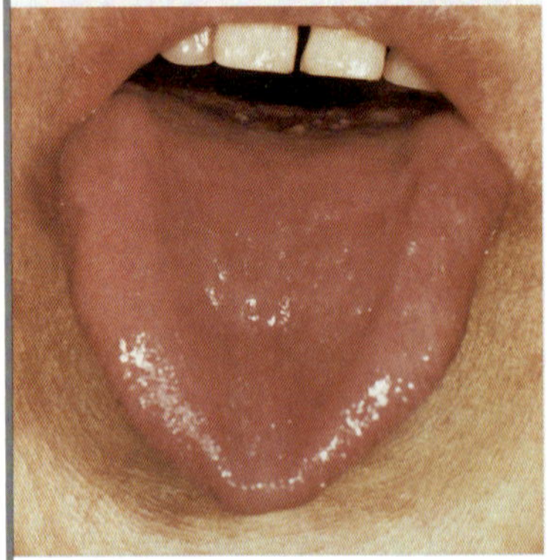

Zungenbild

Zungenbelag: sich ablösender Zungenbelag im ganzen Zungenbereich
Feuchtigkeit: normal
Zungenfarbe: rot
Zungenform/-größe: etwas groß

Differentialdiagnostische Gedanken

sich ablösender Zungenbelag auf der ganzen Zunge: Hinweis dafür, dass sich der Patient in einem fortschreitenden, bedrohlichen Zustand befindet; der Patient hat die Magen- und Nieren-Energie fast verloren und die Lebensenergie ist nahezu verbraucht
rote Zunge: innere Hitze im Körper, Schwäche von Yin und Yang

TCM-Diagnose

Die Lebensenergie des Patienten ist stark geschwächt; hier besteht Magen- und Nieren-Yang(Lebensenergie)-Leere.

Erklärung nach TCM

- Yin- und Yang-Ungleichgewicht; sehr bedrohliches Zeichen von Leere der Lebensenergie, der Zungenbelag löst sich plötzlich ab, als Signal einer lebensgefährlichen Erkrankung

TCM-Krankheitserkennung → Beispiele westlicher Diagnosen

- Leere der Lebensenergie → Karzinom im fortgeschrittenem Stadium, präterminaler Zustand

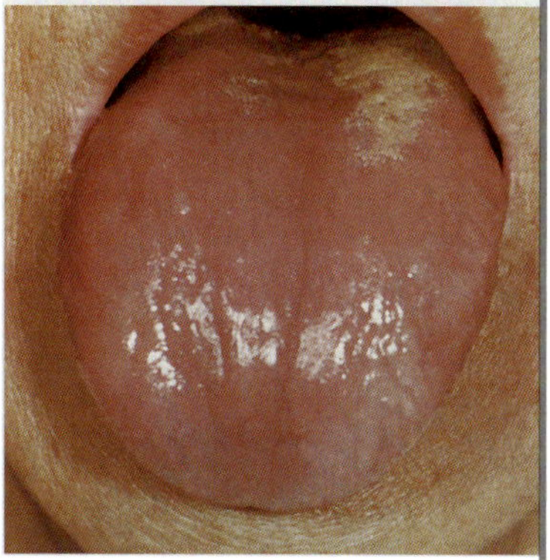
Abb. 56 Helle und blasse Zunge

Zungenbild

Zungenbelag: weiß; wenig Belag im Bereich der Zungenwurzel (Nieren-Blasen-Bereich)
Feuchtigkeit: normal
Zungenfarbe: hell, blass
Zungenform/-größe: groß

Differentialdiagnostische Gedanken

hell, blasse Zunge: wichtiges Zeichen für Blut- und Qi-Mangel; Zunge wird nicht genügend mit Blut und Yang-Energie versorgt und ernährt
große Zunge mit wenig Belag: Hinweis dafür, dass der Patient zu wenig Yin (Blut) und Yang (Energie) besitzt

TCM-Diagnose

Der Patient leidet an allgemeinem Yin- und Yang-Mangel (Blut- und Qi-Mangel).

Erklärung nach TCM

- Yin- und Yang-Schwäche; der Patient ist körperlich und geistig stark geschwächt
- Kälte-Krankheit; aus einem Mangel an Yang (Energie) resultiert zwangsläufig eine Kälte-Krankheit, der Patient hat keine Kraft mehr, Kälte und andere pathogene Faktoren zu bekämpfen

TCM-Krankheitserkennung → Beispiele westlicher Diagnosen

- Yin- und Yang-Schwäche im Körper → Anämie, chronische Enteritis, Urämie, Folgen einer Chemotherapie oder Bestrahlung

Abb. 57 Helle und blasse Zunge

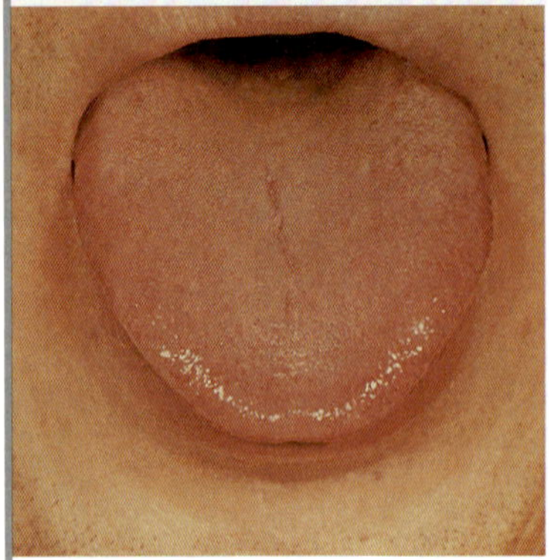

Zungenbild

Zungenbelag: weiß und dünn; im ganzen Zungenbereich
Feuchtigkeit: leicht feuchte Zunge
Zungenfarbe: hell, blass
Zungenform/-größe: etwas groß

Differentialdiagnostische Gedanken

helle, blasse Zunge: Zeichen für Milz- und Nieren-Yang-Mangel
leicht feuchte Zunge mit dünnem und weißem Belag: Hinweis auf durch Yang-Mangel verursachte Nässe- und Kälte-Krankheit

TCM-Diagnose

Der Patient leidet an Milz- und Nieren-Yang-Schwäche (Qi- und Blut-Mangel) im Körper.

Erklärung nach TCM

- Milz- und Nieren-Yang-Mangel; der Patient hat kein Feuer und keine Kräfte mehr, um Nässe und Kälte aus dem Körper austreiben zu können; sein Gesicht ist blass, Füße und Hände können geschwollen sein
- Nässe- und Kälte-Krankheit; in diesem Zusammenhang ist die Krankheit generalisiert, sie kann chronisch und auch psychisch bedingt sein

TCM-Krankheitserkennung → Beispiele westlicher Diagnosen

- Milz- und Nieren-Yang-Mangel → Ödeme, Anämie, chronische Enteritis, chronische Gastritis, Schlaflosigkeit, Lustlosigkeit

Abb. 58 Rote und feuchte Zunge

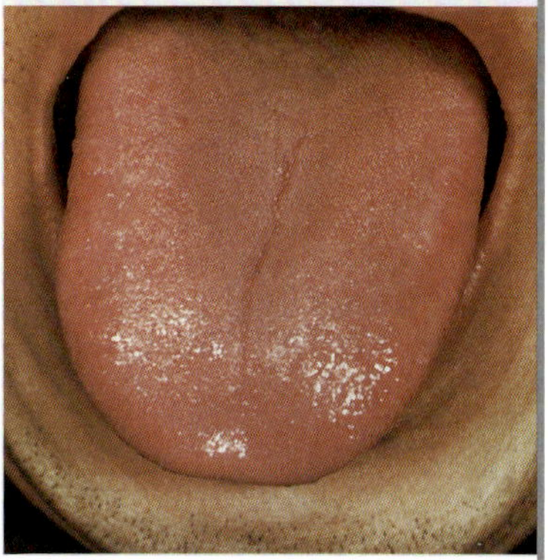

Zungenbild

Zungenbelag: leicht gelb und dünn; hauptsächlich in der Mitte der Zunge (Magen-Milz-Bereich)
Feuchtigkeit: feuchte Zunge
Zungenfarbe: leicht rot
Zungenform/-größe: etwas groß

Differentialdiagnostische Gedanken

rote und feuchte Zunge: Zeichen von leichter Hitze im Körper, weil die Zunge noch feucht ist
leicht gelber und dünner Belag: Hinweis auf leichte Nässe und Hitze im Körper, weil der Zungenbelag nur leicht gelb ist

TCM-Diagnose

Der Patient leidet an leichter Nässe-Hitze-Krankheit im mittleren 3-Erwärmer (hier: Magen).

Erklärung nach TCM

- eine rote Zunge ist Zeichen für Hitze-Krankheit; je röter die Zunge desto schlimmer die Hitze-Krankheit
- Nässe- und Hitze-Krankheit ist noch nicht weit fortgeschritten, denn der Zungenbelag ist nur leicht gelb

TCM-Krankheitserkennung → Beispiele westlicher Diagnosen

- Nässe-Hitze-Krankheit im mittleren 3-Erwärmer (hier: Magen) → Erkältung im Sommer, Übelkeit und Schwindel bei Hitzschlag

Abb. 59 Rote Zunge ohne Zungenbelag

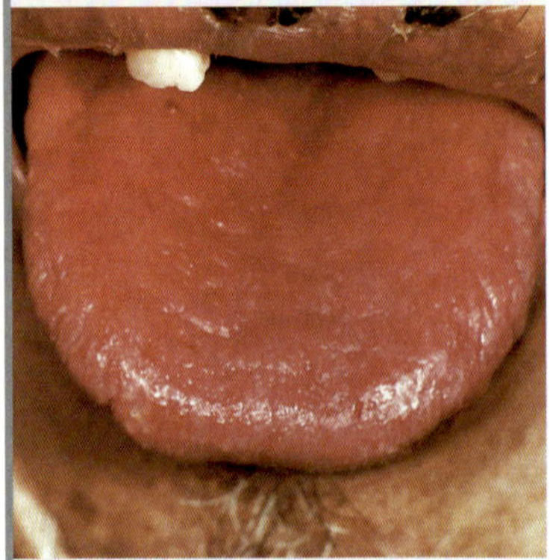

Zungenbild

Zungenbelag: kein Belag
Feuchtigkeit: trockene Zunge
Zungenfarbe: rot
Zungenform/-größe: groß und mit Furchen

Differentialdiagnostische Gedanken

rote Zunge ohne Zugenbelag: Zeichen für „unechte" Hitze im Körper (Yin-Mangel)
trockene Zunge mit Furchen: wichtiger Hinweis auf „unechte" Hitze im Körper

TCM-Diagnose

Der Patient leidet an „unechter" Hitze-Krankheit wegen allgemeinen Yin-Mangels.

Erklärung nach TCM

- Hitze oder Feuer verbrauchen viel Yin im Körper (Körpersäfte), dieses Yin kommt meist aus der Leber und Niere; Leber- und Nieren-Yin-Schwäche sind daher sehr häufig
- Yin-Mangel führt zu „unechter" Hitze (durch Yin-Mangel relativer Yang-Überschuss) im unteren 3-Erwärmer; hier: Leber- und Nieren-Yin-Mangel

TCM-Krankheitserkennung → Beispiele westlicher Diagnosen

- Leber- und Nieren-Yin-Mangel → Schlaflosigkeit (Yin-Schwäche-Typ), klimakterische Beschwerden, Tinnitus, Hypertonie

Abb. 60 Rote und dicke Zunge

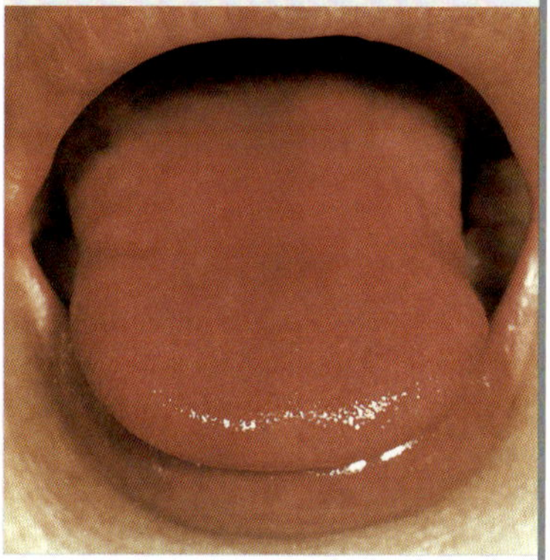

Zungenbild

Zungenbelag: kein Belag
Feuchtigkeit: feuchte Zunge
Zungenfarbe: tiefrot
Zungenform/-größe: dick

Differentialdiagnostische Gedanken

rote und dicke Zunge: eine feuerrote Zunge ist ein Zeichen für Hitze (hier: Blut-Hitze)
kein Zungenbelag: Hinweis auf Yin-Schwäche
feuchte Zunge: Yin ist noch nicht so stark geschädigt

TCM-Diagnose

Der Patient leidet an Hitze-Krankheit (hier: Blut-Hitze).

Erklärung nach TCM

- Blut-Hitze ist eine Art von Hitze-Krankheit
- Blut-Hitze kann Blutungen und Hautkrankheiten verursachen
- wichtiger Hinweis auf Blut-Hitze ist die tiefrote feuchte Zunge ohne Belag

TCM-Krankheitserkennung → Beispiele westlicher Diagnosen

- Blut-Hitze → allergische Erkrankungen, Heuschnupfen, Blutungen, Nasenbluten, Hämorrhoiden (Blut-Hitze-Typ), Psoriasis, Akne

Abb. 61 Rote Zunge mit Furchen

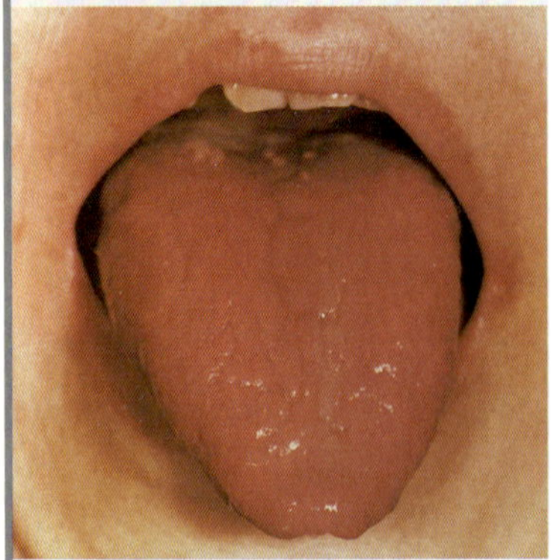

Zungenbild

Zungenbelag: kein Belag
Feuchtigkeit: trockene Zunge
Zungenfarbe: rot
Zungenform/-größe: normal mit Furchen

Differentialdiagnostische Gedanken

rote Zunge mit Furchen: Hinweis auf „unechte" Hitze wegen Yin-Mangels
kein Zungenbelag: allgemeiner Yin-Mangel im Körper (z. B. Magen-Yin-Mangel)
trockene Zunge: Zeichen für Yin-Mangel

TCM-Diagnose

Der Patient leidet an „unechter" Hitze aufgrund von allgemeinem Yin-Mangel.

Erklärung nach TCM

- typisches Zungenbild für allgemeinen Yin-Mangel des Körpers; durch Hitze ist Yin des Körpers (Körpersäfte) geschädigt; deswegen ist die Zunge trocken
- bei typischer Magen-Yin-Schwäche ist die Zunge meist ohne oder sehr wenig Belag

TCM-Krankheitserkennung → Beispiele westlicher Diagnosen

- Leber- und Nieren-Yin-Mangel → chronische Nephritis, hohes Fieber
- Magen- und Lungen-Yin-Mangel → Verdauungsstörungen, Gastritis, Ulcus duodeni, Bronchitis mit trockenem Husten

Abb. 62 Tiefrote Zunge besonders an der Zungenspitze

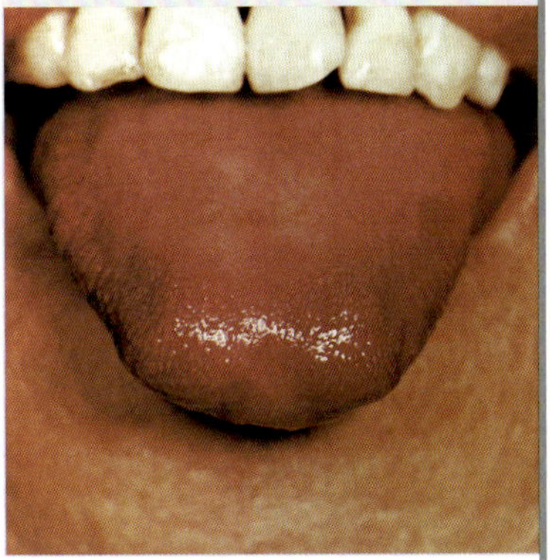

Zungenbild

Zungenbelag: leicht gelb, wenig Belag im mittleren Bereich (hier: Magen); kein Belag auf der Zungenspitze (Herz-Lungen-Bereich)
Feuchtigkeit: leicht feuchte Zunge
Zungenfarbe: tiefrote Zungenspitze (Herz-Lungen-Bereich)
Zungenform/-größe: normal

Differentialdiagnostische Gedanken

tiefrote Zungenspitze: Hinweis auf Hitze in Herz und Lunge
leicht feuchte Zunge: Zeichen dafür, dass Hitze im Körper etwas nachgelassen hat
wenig Zungenbelag: Yin-Mangel

TCM-Diagnose

Der Patient leidet an Hitze in Herz und Lunge.

Erklärung nach TCM

- Hitze-Zustand; rote Zunge ist Zeichen von Hitze; da die Zungenspitze im Vergleich zum Zungenkörper tiefer rot ist, handelt es sich um Herz- und Lungen-Hitze
- rote Zunge mit Feuchtigkeit weist auf eine geringgradig pathologische Bedeutung der Hitze hin

TCM-Krankheitserkennung → Beispiele westlicher Diagnosen

- Herz- und Lungen-Hitze → rheumatische Herzerkrankung, koronare Herzerkrankung, Nervosität, Depression, Herzrasen, psychische Beschwerden

Abb. 63 Tiefrote und trockene Zunge

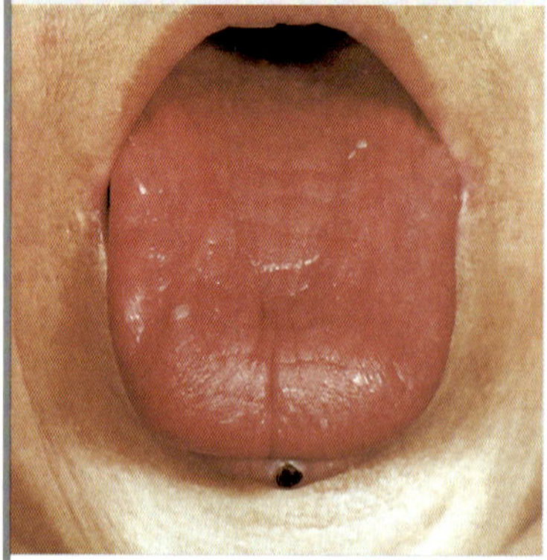

Zungenbild

Zungenbelag: kein Belag
Feuchtigkeit: trockene Zunge
Zungenfarbe: tiefrot
Zungenform/-größe: normal mit Furchen

Differentialdiagnostische Gedanken

tiefrote Zunge: allgemeiner Hinweis auf Hitze-Krankheit; hier ist die Zungenfarbe feuerrot
trockene Zunge mit Furchen: typisch für Yin-Schwäche und „unechte" Hitze
kein Zungenbelag: Zeichen für Yin-Mangel

TCM-Diagnose

Der Patient leidet an „unechter" Hitze-Krankheit.

Erklärung nach TCM

- „echte" Hitze oder Fülle-Hitze; typisches Zungenbild hierfür ist die rote oder tiefrote Zungenfarbe mit trockenem und gelbem Belag
- „unechte" Hitze; typisches Zungenbild hierfür ist die rote und trockene Zunge mit Furchen oder Rissen, ohne oder mit ganz wenig Belag

TCM-Krankheitserkennung → Beispiele westlicher Diagnosen

- „unechte" Hitze-Krankheit → klimakterische Beschwerden, Hypertonie, Tinnitus, Lungentuberkulose, Schlaflosigkeit

Abb. 64 Tiefrote und trockene Zunge

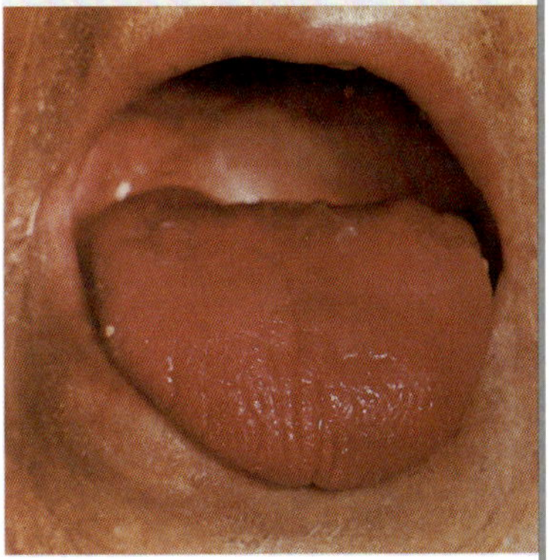

Zungenbild

Zungenbelag: kein Belag
Feuchtigkeit: trockene Zunge
Zungenfarbe: tiefrot
Zungenform/-größe: Furchen an der Zungenspitze (Herz-Lungen-Bereich)

Differentialdiagnostische Gedanken

tiefrote und trockene Zunge: allgemeines Zeichen von „echter" und „unechter" Hitze
Furchen an der Zungenspitze: Hinweis auf „unechte" Hitze in Herz und Lunge
kein Zungenbelag: allgemeiner Yin-Mangel

TCM-Diagnose

Der Patient leidet an „unechter" Hitze-Krankheit in Herz und Lunge.

Erklärung nach TCM

- „unechte" Hitze in Herz und Lunge; der Patient leidet unter einem bitteren Zungengeschmack und Schmerzen an der Zungenspitze; er hat Durst, ohne ihn ausreichend zu stillen, und leidet unter Nachtschweiß
- Hitze und Trockenheit stören Lungen-Yin; der Patient hat trockenen Husten und leichtes Fieber

TCM-Krankheitserkennung → Beispiele westlicher Diagnosen

- „unechte" Hitze im Herz-Bereich → Nervosität, Schlaflosigkeit, Herzrasen, Tinnitus, Hypertonie (Yin-Mangel-Typ)
- „unechte" Hitze im Lunge-Bereich → Lungentuberkulose, Asthma, Obstipation (Yin-Mangel-Typ)

Abb. 65 Tiefrote und trockene Zunge

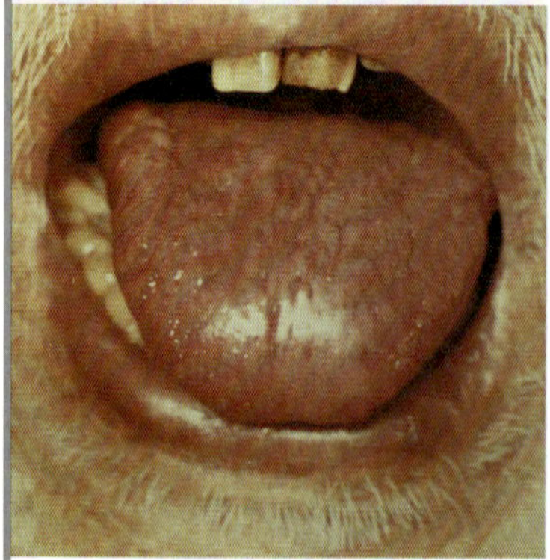

Zungenbild

Zungenbelag: weiß, trocken, nicht gleichmäßig belegt
Feuchtigkeit: Belag und Zunge trocken
Zungenfarbe: tiefrot
Zungenform/-größe: normale Größe, Furchen in der ganzen Zunge

Differentialdiagnostische Gedanken

weißer und trockener Zungenbelag: Hinweis auf Hitze-Krankheit
trockene und tiefrote Zunge: typisch für Hitze-Krankheit
nicht gleichmäßiger Belag: vorher war die ganze Zunge belegt, jetzt geht der weiße Belag zurück
Furchen in der Zunge: der Patient hatte früher eine Yin-Mangel-Krankheit

TCM-Diagnose

Der Patient leidet an Hitze-Krankheit durch äußere Wärme und Hitze.

Erklärung nach TCM

- Hitze-Krankheit durch äußere Wärme und Hitze; der Patient leidet an Sommerhitze (äußere Wärme und Hitze), Hitzschlag, hohem Fieber, großem Durst, Obstipation oder viraler Infektion
- Zungenbelag hat sich teilweise aufgelöst, dies ist ein Hinweis auf leichte Besserung der Hitze-Krankheit

TCM-Krankheitserkennung → Beispiele westlicher Diagnosen

- Hitze-Krankheit durch äußere Wärme und Hitze → Hitzschlag, Sommergrippe, hohes Fieber, Obstipation nach längerem Fieber

Abb. 66 Leicht purpurne Zunge

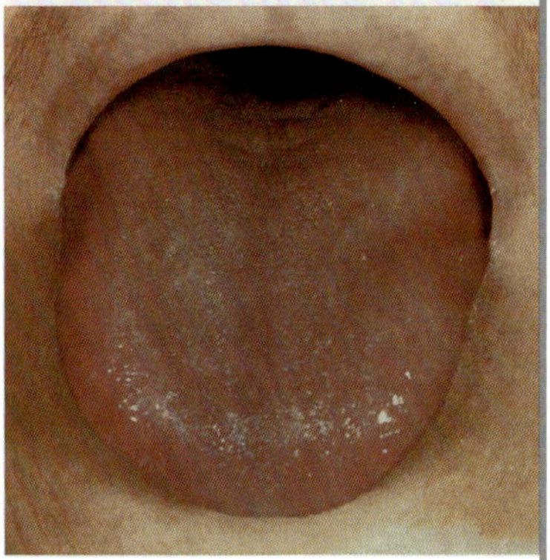

Zungenbild

Zungenbelag: dünn und weiß; im ganzen Zungenbereich
Feuchtigkeit: etwas feuchter Belag
Zungenfarbe: leicht purpurn
Zungenform/-größe: etwas groß

Differentialdiagnostische Gedanken

leicht purpurne Zungenfarbe: Zeichen für Blut-Stauung (Blut-Stagnation)
dünner und weißer Zungenbelag: Hinweis auf Nässe- und Kälte-Krankheit
etwas feuchter Zungenbelag: Zeichen für Nässe- und Kälte-Krankheit

TCM-Diagnose

Der Patient leidet an leichter Blut-Stagnation aufgrund von Nässe und Kälte.

Erklärung nach TCM

- Blut-Stagnation: durch Nässe und Kälte verursachte Blut-Stauung; der Patient hat stechende Schmerzen im Kopf, im Brustkorb und im Oberbauch; bei Patientinnen besteht eine Menstruationsstörung mit Unterbauchschmerzen

TCM-Krankheitserkennung → Beispiele westlicher Diagnosen

- leichte Blut-Stagnation im Körper → Migräne mit stechenden Schmerzen, Hypomenorrhö, Regelanomalien

Abb. 67 Purpurne und feuchte Zunge

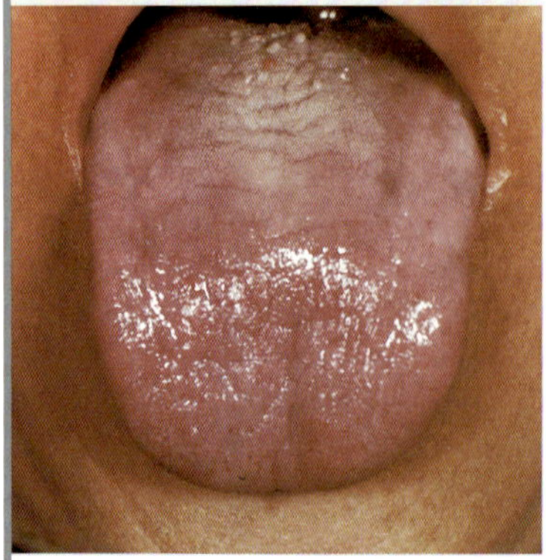

Zungenbild

Zungenbelag: weiß und dick im hinteren Bereich der Zunge (Nieren-Blasen-Bereich)
Feuchtigkeit: Zunge und Belag feucht
Zungenfarbe: purpurn, blaue Flecken
Zungenform/-größe: normal

Differentialdiagnostische Gedanken

purpurne und feuchte Zunge: Hinweis auf Blut-Stauung durch Nässe
weißer und dicker Belag im hinteren Bereich der Zunge: Zeichen für Blut-Stauung durch Nässe und Kälte
Zunge mit blauen Flecken: Hinweis auf Blut-Stauung

TCM-Diagnose

Der Patient leidet an Blut-Stagnation durch Nässe und Kälte.

Erklärung nach TCM

- Nässe und Kälte stören Milz und Niere; Milz und Niere sind Energie-Organe, die im geschwächten Zustand den Blutfluss nicht mehr aktiv unterstützen, so dass es zur Blutstauung kommt, die sich in diesem Zungenbild als weißer, feuchter und dicker Belag äußert
- Nässe und Kälte führen zur Blockade in den Blutgefäßen und sind Ursache der Blut-Stagnation

TCM-Krankheitserkennung → Beispiele westlicher Diagnosen

- Blut-Stagnation durch Nässe und Kälte → koronare Herzerkrankung, Angina pectoris, Menstruationsstörungen, Dysmenorrhö

Abb. 68 Purpurne Zunge mit Flecken

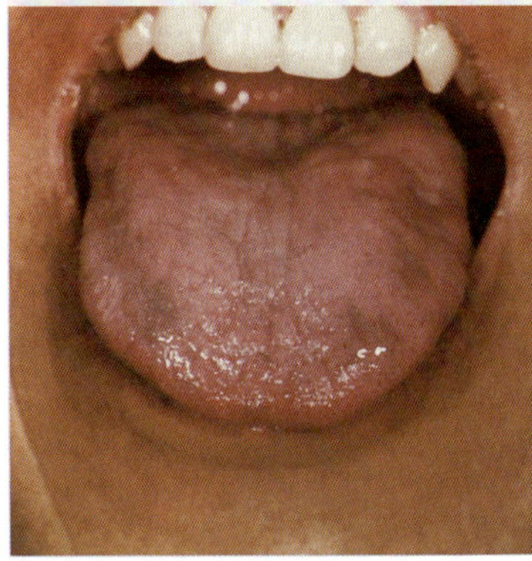

Zungenbild

Zungenbelag: kein Belag
Feuchtigkeit: normal
Zungenfarbe: purpurn mit blauen Flecken im Leber- und Galle-Bereich, rote Zungenspitze (Herz-Lungen-Bereich)
Zungenform/-größe: normal

Differentialdiagnostische Gedanken

purpurne Zunge mit blauen Flecken: typisches Zeichen für Blut-Stauung
blaue Flecken im Leber- und Galle-Bereich: Blut-Stauung im Leber-Bereich
rote Zungenspitze: Hinweis auf Hitze und Blut-Stauung im Herz-Bereich

TCM-Diagnose

Der Patient leidet an Blut-Stagnation im Bereich Herz und Leber.

Erklärung nach TCM

- ♦ Blut-Stagnation im Herz-Bereich; der Patient leidet unter Herzschmerzen, Hypertonie (Blut-Stauungs-Typ), Depression
- ♦ Blut-Stagnation im Leber-Bereich; der Patient leidet unter Oberbauchschmerzen, Nervosität, Dysmenorrhö, Depression
- ♦ weil sie kein Blut-Organ ist, ist die Lunge nicht betroffen

TCM-Krankheitserkennung → Beispiele westlicher Diagnosen

- ♦ Blut-Stagnation im Bereich Herz → koronare Herzerkrankung, Angina pectoris, Durchblutungsstörungen, Nervosität
- ♦ Blut-Stagnation im Bereich Leber → Alkoholvergiftung, Depression, Oberbauchschmerzen

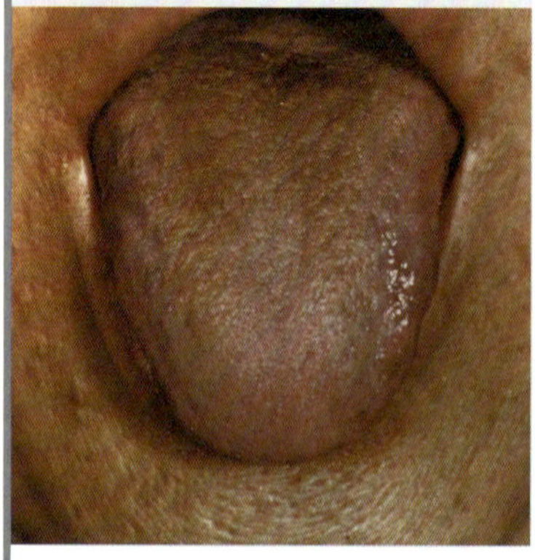

Abb. 69 Bläuliche, etwas trockene Zunge

Zungenbild

Zungenbelag: gelb und dick
Feuchtigkeit: etwas trocken
Zungenfarbe: bläuliche Zungenränder
Zungenform/-größe: groß

Differentialdiagnostische Gedanken

gelber, dicker und trockener Zungenbelag: Zeichen von Hitze
bläuliche Zungenränder: Hinweis auf Blut-Stauung (hier: insbesondere im Bereich von Leber und Herz)
helle Zungenfarbe: Hinweis auf allgemeinen Yang-Qi-Mangel im Körper
normale Zungengröße: heißt hier, dass das Yang-Qi nicht stark geschädigt ist

TCM-Diagnose

Der Patient leidet an Blut-Stagnation in der Leber und Hitze-Krankheit im unteren 3-Erwärmer.

Erklärung nach TCM

- Leber-Qi-Stagnation: Qi blockiert in der Leber und der Leber-Leitbahn (Meridian); wenn Qi sich nicht ungehindert ausbreiten kann, fließt auch kein Blut und es kommt zur Stagnation; Qi- und Blut-Stauung führen zu einer Blockade in der Leber (Stagnation von Qi und Blut in der Leber)
- Hitze im unteren 3-Erwärmer: hier handelt es sich um Darm-Hitze

TCM-Krankheitserkennung → Beispiele westlicher Diagnosen

- Qi- und Blut-Stagnation in der Leber → Hepatitis, chronische Leber- und Gallenerkrankungen, Alkoholvergiftung
- Leber-Stauung → Depression, Nervosität, Reizbarkeit, Oberbauchschmerzen

Abb. 70 Blaue Zunge mit Flecken

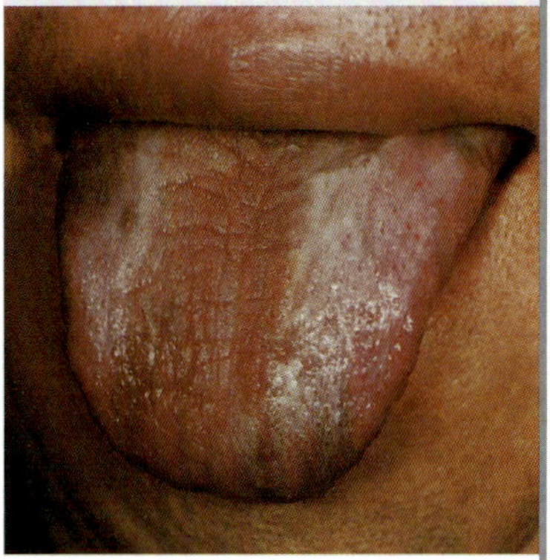

Zungenbild

Zungenbelag: weiß; im Leber-Galle-Bereich
Feuchtigkeit: trockene Zunge, feuchter Belag
Zungenfarbe: blau mit blauen Flecken
Zungenform/-größe: normal

Differentialdiagnostische Gedanken

blaue Zunge mit blauen Flecken: Hinweis auf Blut-Stauung (hier: insbesondere im Bereich Herz)
weißer Zungenbelag im Leber-Galle-Bereich: Zeichen von Nässe und Kälte, die Leber und Herz stören

TCM-Diagnose

Der Patient leidet an Blut-Stagnation in Leber und Herz.

Erklärung nach TCM

- Qi-Stagnation in der Leber; wenn sich Qi nicht ungehindert ausbreiten kann, fließt auch das Blut nicht und es kommt zur Stagnation; Qi- und Blut-Stauungen führen zu einer Blockade in der Leber; Blut-Stauung blockiert Lunge und Herz; der Patient leidet dann an Lungen- und Herz-Beschwerden
- Blut-Stauung ist durch Nässe und Kälte verursacht

TCM-Krankheitserkennung → Beispiele westlicher Diagnosen

- Qi- und Blut-Stagnation in Leber, Lunge und Herz → Leberkarzinom, Lungenkarzinom, Leberzirrhose, koronare Herzkrankheit, Koronarinsuffizienz

Abb. 71 Blaue und kurze Zunge

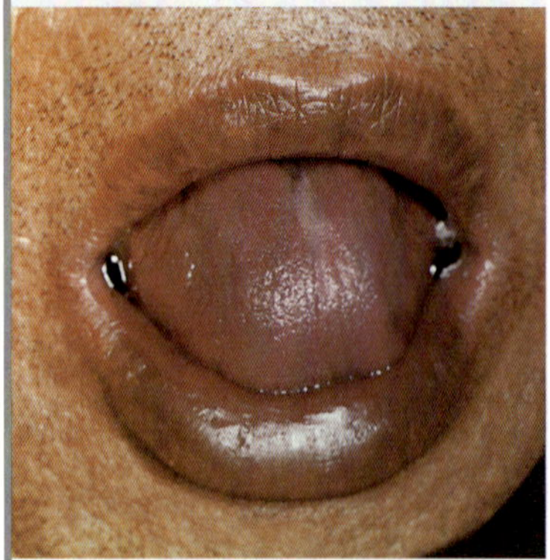

Zungenbild

Zungenbelag: kein Belag
Feuchtigkeit: trockene Zunge
Zungenfarbe: dunkelblau
Zungenform/-größe: kurze Zunge

Differentialdiagnostische Gedanken

dunkelblaue Zunge: Zeichen schwerer Blut-Stauung
kurze Zunge: schwere Krankheit

TCM-Diagnose

Der Patient leidet an Blut-Stagnation im Bereich Herz und Lunge.

Erklärung nach TCM

- Blut-Stauung im Herz; der Patient leidet an Kurzatmigkeit, Herzrasen und Herzschmerzen
- Blut-Stauung in der Lunge; der Patient leidet an Brustbeklemmung, Kurzatmigkeit, starkem Husten, Atemnot

TCM-Krankheitserkennung → Beispiele westlicher Diagnosen

- schwere Blut-Stauung in Herz und Lunge → pulmokardiale Erkrankungen, Asthma, Angina pectoris, Myokardinfarkt, Lungenembolie

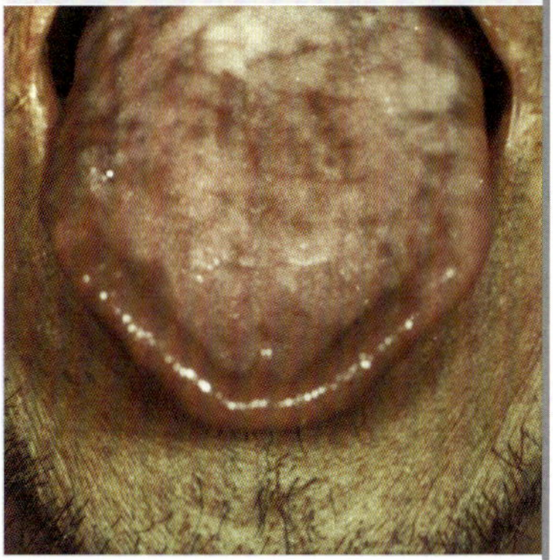

Abb. 72 Dunkelblaue Zunge, blaue Flecken

Zungenbild

Zungenbelag: weiß, schmierig; nur im mittleren und hinteren Bereich der Zunge; kein Belag am Zungenrand (Leber-Gallen-Bereich)
Feuchtigkeit: feuchter Belag, Zungenrand und Zungenspitze trocken
Zungenfarbe: dunkelblau, blaue Flecken
Zungenform/-größe: dünn, normal groß

Differentialdiagnostische Gedanken

weißer, schmieriger und feuchter Zungenbelag: Hinweis auf Kälte und Nässe-Krankheit
Belag im mittleren und hinteren Bereich der Zunge: stärkere Störung von Milz- und Nieren-Yang durch Nässe und Kälte
blaue Zungenfarbe an Zungenrand und -spitze: Blut-Stagnation in Leber und Herz
blaue Flecken: schlimmere Blut-Stauung im Körper
normale Zungengröße und dünne Zunge: Milz-Yang-Mangel und allgemeiner Qi-Mangel

TCM-Diagnose

Der Patient leidet an Blut-Stagnation durch Kälte und Nässe wegen Yang-Qi-Mangel.

Erklärung nach TCM

- Kälte und Nässe stören und schädigen Milz- und Nieren-Yang und das allgemeine Qi. Sie stören das Yang-Qi, blockieren die Energieleitbahn und die Organe (z. B. Milz, Herz und Niere) und führen zu Blut-Stauung; Kennzeichen sind kalte Füße und Hände, Gelenk- und Muskelschmerzen
- Blut-Stauung in Leber und Herz; der Patient leidet unter stechenden Schmerzen im Oberbauch, Herzschmerzen, Brustbeklemmung, Kurzatmigkeit und stechenden Kopfschmerzen

TCM-Krankheitserkennung → Beispiele westlicher Diagnosen

- Blut-Stauung im Herz wegen Kälte und Nässe → Angina pectoris, akuter Herzinfarkt, Herzinsuffizienz, Lungenembolie
- Blut-Stauung in der Leber → Leberinfarkt, chronische Hepatitis, Cholangiokarzinom der Leber

Abb. 73 Blaue Zungenspitze

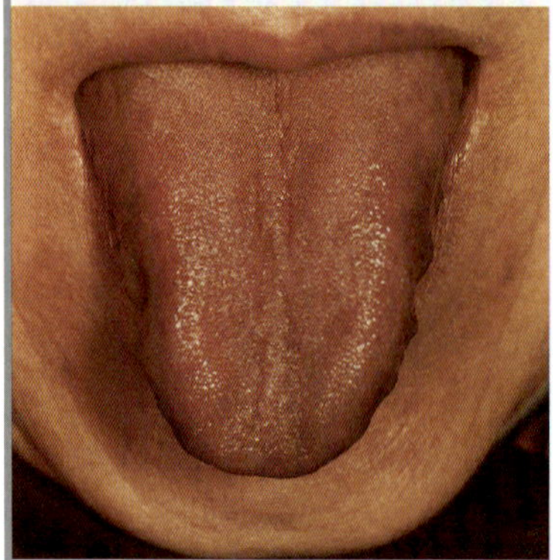

Zungenbild

Zungenbelag: leicht gelb
Feuchtigkeit: normal
Zungenfarbe: rot, blaue Zungenspitze (Herz-Lungen-Bereich)
Zungenform/-größe: lang

Differentialdiagnostische Gedanken

blaue Zungenspitze: Zeichen von Herz-Blut-Stauung
rote Zunge: Blut-Hitze

TCM-Diagnose

Der Patient leidet an Blut-Stagnation im Bereich Herz aufgrund von Blut-Hitze.

Erklärung nach TCM

- Blut-Stauung im Bereich Herz; verursacht durch Blut-Hitze
- der Patient hat Herz-Beschwerden mit starken Schmerzen

TCM-Krankheitserkennung → Beispiele westlicher Diagnosen

- Blut-Stauung im Herz wegen Blut-Hitze → Angina pectoris, akuter Herzinfarkt, Apoplex (durch thrombotischen Gefäßverschluss)

Abb. 74 Dicke, große und geschwollene Zunge

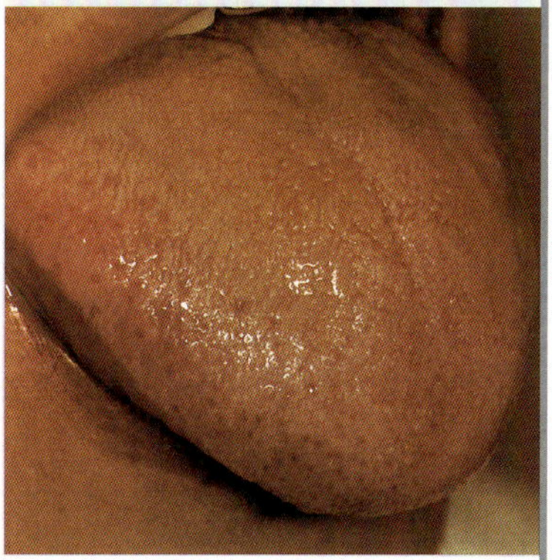

Zungenbild

Zungenbelag: leicht gelb
Feuchtigkeit: normal feucht
Zungenfarbe: rote Pünktchen an den Zungenrändern (Leber-Galle-Bereich)
Zungenform/-größe: dick und geschwollen

Differentialdiagnostische Gedanken

dicke und geschwollene Zunge: Zeichen für Blut-Hitze und -Stauung
rote Pünktchen an den Zungenrändern: Hitze (Blut-Hitze)

TCM-Diagnose

Der Patient leidet an Blut-Hitze-Krankheit.

Erklärung nach TCM

- Blut-Hitze hat hier drei Bedeutungen: generalisierte Blut-Hitze, Vergiftungen und Allergie
- die Leber als Entgiftungsorgan wird hier auch geschädigt

TCM-Krankheitserkennung → Beispiele westlicher Diagnosen

- Blut-Hitze-Krankheit → allergische Erkrankungen, Lebensmittelvergiftung

Abb. 75 Dicke und geschwollene Zunge

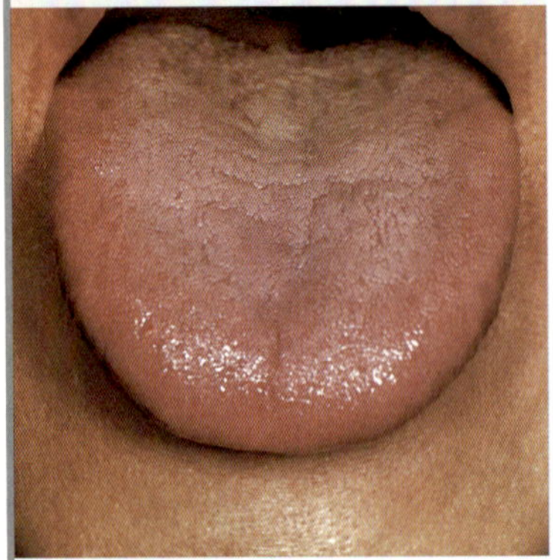

Zungenbild

Zungenbelag: grauer Belag im hinteren 3-Erwärmer-Bereich (keine pathologische Bedeutung, Ursache: Rauchen)
Feuchtigkeit: trockene Zunge
Zungenfarbe: purpurn in der Zungenmitte
Zungenform/-größe: dicke und geschwollene Zunge

Differentialdiagnostische Gedanken

dicke und geschwollene Zunge: Zeichen für Blut-Hitze, die durch Blut-Stauung verursacht ist
purpurne Zunge im Zungenzentrum: Hinweis auf Blut-Stauung (hier: Milz)
trockene Zunge: Hinweis auf Hitze

TCM-Diagnose

Der Patient leidet an Blut-Stauung durch Blut-Hitze.

Erklärung nach TCM

- Blut-Stauung im Körper; die Ursache ist hier anhaltende Blut-Hitze
- in der Vorgeschichte meist chronische Blut-Hitze-Krankheit
- die purpurne Zungenmitte ist ein Hinweis auf Blut-Stauung (hier: Milz)

TCM-Krankheitserkennung → Beispiele westlicher Diagnosen

- Blut-Stauung wegen Blut-Hitze → Asthma, chronische Bronchitis (Raucher), Migräne (Blut-Stauungs-Typ), Menstruationsstörungen

Abb. 76 Rote Punktzunge

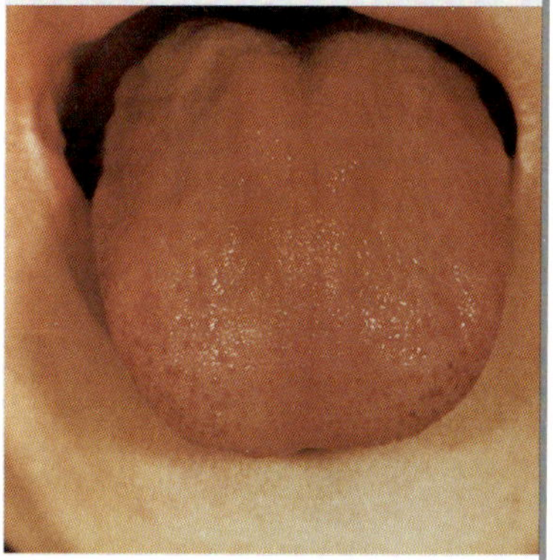

Zungenbild

Zungenbelag: leicht gelb; an den Zungenrändern (Leber-Galle-Bereich)
Feuchtigkeit: trockene Zunge
Zungenfarbe: feuerrot, rote Pünktchen im vorderen Bereich der Zunge (Herz-Lungen-Bereich)
Zungenform/-größe: normal

Differentialdiagnostische Gedanken

leicht gelber Zungenbelag an den Zungenrändern: Zeichen einer Leberbelastung durch Vergiftung
rote Pünktchen im vorderen Bereich der Zunge: Zeichen von Hitze im Körper und von Blut-Hitze
feuerrote Zunge: typisches Zeichen für schwere Fülle-Hitze und Blut-Hitze-Krankheit

TCM-Diagnose

Der Patient leidet an schwerer Hitze- und Blut-Hitze-Krankheit.

Erklärung nach TCM

- Körper-Hitze; Yin des Körpers (Körpersäfte) ist geschädigt, der Patient hat hohes Fieber und Durst
- Blut-Hitze; hier handelt es sich um schwere Blut-Hitze, der Patient hat eine den ganzen Körper betreffende Vergiftung. Blut-Hitze und Vergiftung belasten ebenfalls die Leber

TCM-Krankheitserkennung → Beispiele westlicher Diagnosen

- Blut-Hitze-Krankheit im ganzen Körper → Bakterien- oder Virusinfektion (Scharlach, Masern, Grippe), Leukämie, Pneumonie, Tonsillitis

Abb. 77 Rote Zunge, Stacheln im vorderen Bereich

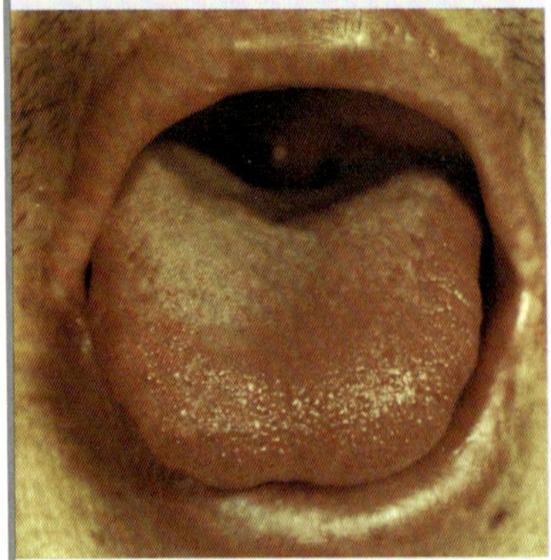

Zungenbild

Zungenbelag: leicht gelb im rechten hinteren Bereich der Zunge, kein Belag im mittleren und vorderen Bereich
Feuchtigkeit: Zunge und Belag trocken
Zungenfarbe: rot
Zungenform/-größe: normale Größe, Stacheln im vorderen Bereich der Zunge

Differentialdiagnostische Gedanken

leicht gelber und trockener Belag: typisches Zeichen für Hitze; der meiste Belag liegt auf der rechten und hinteren Zungenseite, der Belag auf der vorderen linken Zungenseite ist zur Mitte hin zurückgegangen, was auf Besserung der Hitze hindeutet
trockener Belag und Zunge, rote Zunge: Hinweis auf schlimme Hitze im Körper
Stachelzunge: typisches Zeichen für starke Hitze und Feuer

TCM-Diagnose

Der Patient leidet an starker Hitze/starkem Feuer im Körper (hier auch Blut-Hitze).

Erklärung nach TCM

- es handelt sich hier um Hitze und Feuer des ganzen Körpers; der Patient hat hohes Fieber, Unruhe, großen Durst, hochgradige Infektion (Bakterien- oder Vireninfektion)
- die Stachelzunge ist ein wichtiges Zeichen für eine starke Infektion. Hitze und Feuer sind in den Körper, die inneren Organe und ins Blut eingedrungen

TCM-Krankheitserkennung → Beispiele westlicher Diagnosen

- Hitze-Feuer-Krankheit → Grippe, Mumps, Pest, Typhus abdominalis, Masern, Scharlach
- Blut-Hitze → starke Allergie, Leukämie
- Hitze und Feuer schädigen innere Organe → Geschwüre und Infektionen der inneren Organe (z. B. akute Hepatitis, Appendizitis, Pneumonie)
- Blut-Hitze schadet auch zuerst dem Pericard und dann dem Herzen → Fieberwahn (Delirium), Koma

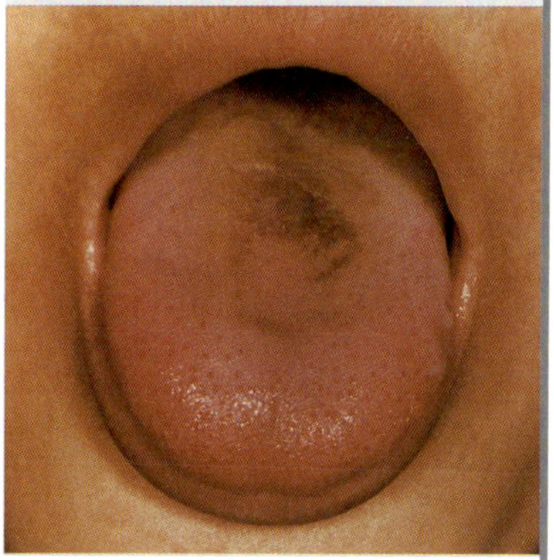

Abb. 78 Rote Punktzunge

Zungenbild

Zungenbelag: braun, im Zungenzentrum
Feuchtigkeit: trockene Zunge
Zungenfarbe: rote Punktzunge
Zungenform/-größe: normal

Differentialdiagnostische Gedanken

rote Punktzunge: Hinweis auf Blut-Hitze
brauner Zungenbelag im Zungenzentrum: Zeichen von Fülle-Hitze im mittleren und unteren 3-Erwärmer (hier: Magen und Darm)
trockene Zunge: Hinweis auf Hitze

TCM-Diagnose

Der Patient leidet an Blut-Hitze-Krankheit.

Erklärung nach TCM

- Blut-Hitze im ganzen Körper; der Patient hat hohes Fieber, darüber hinaus ist Yin im Körper (Körpersäfte und Blut) geschädigt
- Hitze im mittleren und unteren 3-Erwärmer (hier: Magen und Darm); der Patient hat Verdauungsstörungen, Obstipation
- Hitze im Darm (hier: Dünndarm) belastet das nach dem Meridiansystem gekoppelte Organ Herz (psychische Beschwerden), deswegen leidet der Patient unter Unruhe und Nervosität

TCM-Krankheitserkennung → Beispiele westlicher Diagnosen

- Blut-Hitze-Krankheit im ganzen Körper → Pneumonie, Bronchitis, epidemische Krankheit
- Hitze im mittleren 3-Erwärmer (hier: Magen) → Gastritis (Fülle-Hitze-Typ)
- Hitze im unteren 3-Erwärmer (hier: Darm) → Obstipation, Schlaflosigkeit, Unruhe, Nervosität

Abb. 79 Tiefrote Zunge (feuerrote Zunge)

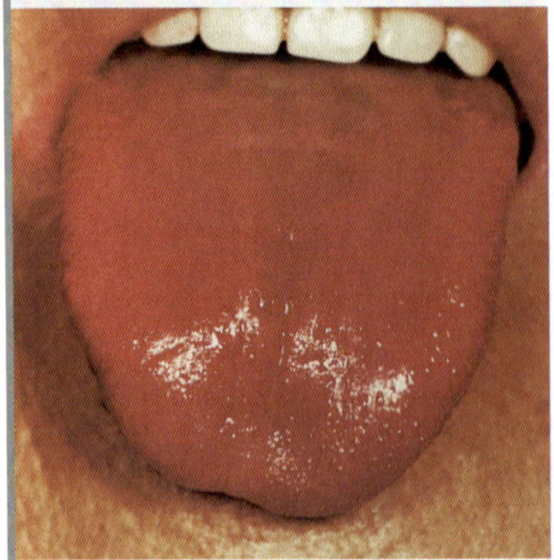

Zungenbild

Zungenbelag: kein Zungenbelag
Feuchtigkeit: trockene Zunge
Zungenfarbe: tiefrote Stachelzunge, feuerroter Zungenkörper
Zungenform/-größe: groß

Differentialdiagnostische Gedanken

tiefrote Stachelzunge: Zeichen für schwere Hitze und Blut-Hitze im ganzen Körper
feuerroter Zungenkörper: besonders stark ausgeprägte Hitze
kein Zungenbelag: Hinweis auf durch Hitze sehr stark geschädigtes Yin im Körper (Körpersäfte)

TCM-Diagnose

Der Patient leidet an schwerer Hitze-Krankheit (Blut-Hitze-Krankheit).

Erklärung nach TCM

- Hitze und Blut-Hitze; die Krankheit beeinträchtigt den ganzen Körper, nicht nur einen Körperteil
- der Patient hat auch eine schwere psychische Störung

TCM-Krankheitserkennung → Beispiele westlicher Diagnosen

- Hitze und Blut-Hitze-Krankheit → Pneumonie, Leukämie, Scharlach, Masern, Grippe, akute Myokarditis, akute Perikarditis

Abb. 80 Vertikaler Zungenriss

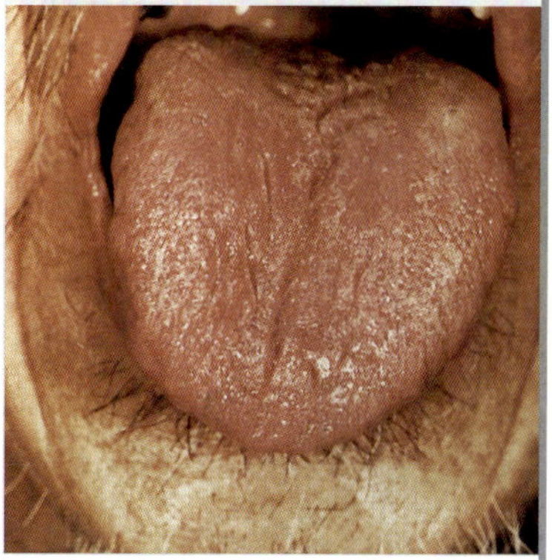

Zungenbild

Zungenbelag: kein Belag (hier ist die weiße Farbe reflektiertes Licht)
Feuchtigkeit: trockene Zunge
Zungenfarbe: hellrot
Zungenform/-größe: Mittelriss im Zungenzentrum

Differentialdiagnostische Gedanken

Mittelriss im Zungenzentrum: typisches Merkmal für Milz-Yang- und Magen-Qi-Mangel
trockene Zunge: Zeichen von Yin-Mangel
hellrote Zunge: leichte Schädigung von Milz-Yang

TCM-Diagnose

Der Patient leidet an Milz-Qi-Mangel und Magen-Yang und Yin-Schwäche.

Erklärung nach TCM

- Magen-Yin-Mangel; durch lang anhaltenden Magen-Yin-Mangel besteht „unechte" Hitze im Magen; der Patient leidet an Magen-Beschwerden mit Sodbrennen
- Milz- und Magen-Qi(Yang)-Mangel; verursacht durch lang anhaltenden Magen-Yin-Mangel

TCM-Krankheitserkennung → Beispiele westlicher Diagnosen

- Magen-Yin-Schwäche → chronische Gastritis mit Sodbrennen
- Milz- und Magen-Qi(Yang)-Mangel → chronische Enteritis (Leere-Kälte-Typ)

Abb. 81 Rissezunge mit weißem Zungenbelag

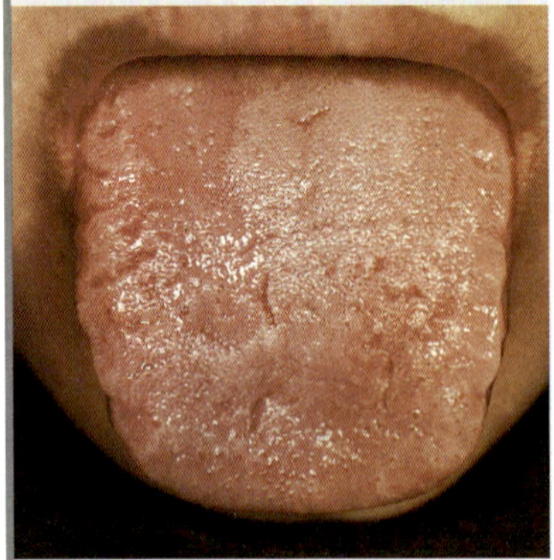

Zungenbild

Zungenbelag: weiß; im Bereich der ganzen Zungen
Feuchtigkeit: leicht trockene Zunge
Zungenfarbe: hellrot
Zungenform/-größe: große Zunge mit kurzen Rissen auf der Zungenoberfläche

Differentialdiagnostische Gedanken

kurze Risse auf der Zungenoberfläche: solche kurzen Risse sind auch durch Yin-Mangel verursacht
hellrote und große Zunge: Zeichen von Yang(Qi)-Mangel
weißer Zungenbelag: typischer Hinweis auf Kälte- und Leere-Krankheit

TCM-Diagnose

Der Patient leidet an Yin- und Yang-Leere-Krankheit.

Erklärung nach TCM

- Yin- und Yang-Mangel; körperliche Erschöpfung ist z. B. eine Krankheit, die durch den Mangel von Yin und Yang verursacht ist
- Yin- und Yang-Leere-Krankheit ist normalerweise schwerwiegender als ausschließliche Yin-Mangel-Krankheit; Yin-Mangel (Leber- und Nieren-Yin) tritt immer vor Yang-Mangel (Milz- und Nieren-Yang) auf

TCM-Krankheitserkennung → Beispiele westlicher Diagnosen

- Yin- und Yang-Leere-Krankheit → Anämie, chronische Niereninsuffizienz, chronisches Cor pulmonale, chronische Herzinsuffizienz

Abb. 82 Trockene Furchenzunge

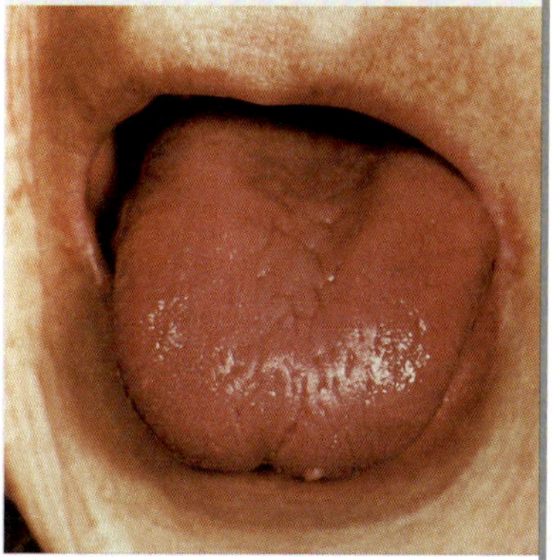

Zungenbild

Zungenbelag: kein Zungenbelag
Feuchtigkeit: trockene Zunge
Zungenfarbe: rot
Zungenform/-größe: normal mit Furchen

Differentialdiagnostische Gedanken

rote Zunge mit Furchen: typisches Zeichen für allgemeinen Nieren-Yin-Mangel
trockene Zunge: Yin-Mangel
kein Zungenbelag: Zeichen „unechter" Herz-Hitze durch Yin-Mangel

TCM-Diagnose

Der Patient leidet an „unechter" Herz-Hitze aufgrund von Leber- und Nieren-Yin-Mangel.

Erklärung nach TCM

- Leber- und Nieren-Yin-Mangel; typische Yin-Mangel-Krankheit; der Patient leidet unter Kreuz- und Rückenschmerzen, schwachen Knien, Schlaflosigkeit, Impotenz, Unruhe, Herzrasen
- „unechte" Herz-Hitze-Krankheit, „unechte" Hitze bedeutet hier, dass das Wasser (Niere) im Vergleich zum Feuer (Herz) zu wenig ist

TCM-Krankheitserkennung → Beispiele westlicher Diagnosen

- „unechte" Hitze-Krankheit im Bereich Herz wegen Nieren-Yin-Mangels → hohes Fieber, Dehydratation, Ernährungsstörung, Unruhe, Schlaflosigkeit, Schleimhaut-Ulzerationen im Mundbereich, Nasenbluten

Abb. 83 Angeborene Furchen- und Rissezunge

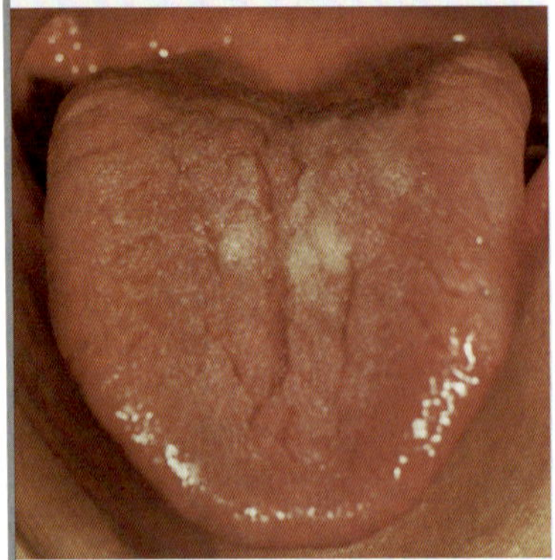

Zungenbild

Zungenbelag: leicht gelber Belag im Zungenzentrum (Magen-Milz-Bereich)
Feuchtigkeit: feuchte Zunge
Zungenfarbe: normal
Zungenform/-größe: Furchen- und Rissezunge

Differentialdiagnostische Gedanken

angeborene Furchen- und Rissezunge: normale Zunge, der Patient hat keine Symptome; das Zungenbild ist ohne klinische und pathologische Relevanz

TCM-Diagnose

normale Zunge

Erklärung nach TCM

- ca. 0,5% aller gesunden Menschen haben seit der Geburt eine Furchen- und Rissezunge, die in diesen Fällen nicht pathologisch ist

TCM-Krankheitserkennung → Beispiele westlicher Diagnosen

- keine Erkrankung

Abb. 84 Schmale Zungenspitze, Furchen in der Zungenspitze und am Rand

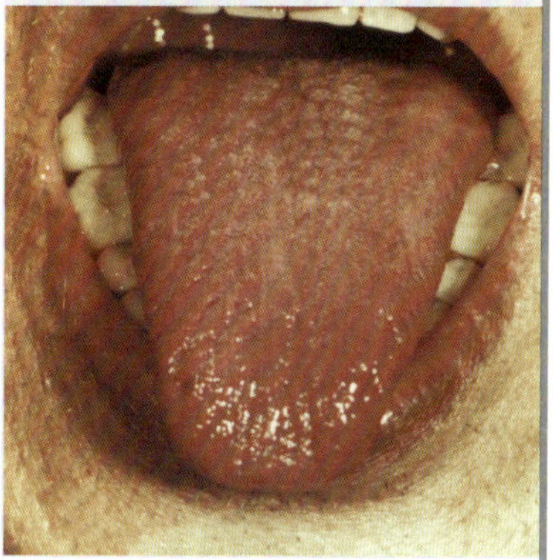

Zungenbild

Zungenbelag: leicht gelb, trocken im mittleren und hinteren Bereich der Zunge (Nieren-Blasen-Bereich)
Feuchtigkeit: Belag und Zunge trocken
Zungenfarbe: rot
Zungenform/-größe: normale Größe, schmale Zungenspitze, Furchen in der Zungenspitze und am Rand (Herz-Lunge, Leber-Galle)

Differentialdiagnostische Gedanken

leicht gelber und trockener Zungenbelag im mittleren und hinteren Bereich der Zunge: typisches Merkmal für Hitze und Trockenheit im unteren 3-Erwärmer (hier Dickdarm und Dünndarm)
trockene Zunge: Zeichen von Hitze durch Yin-Mangel
rote Zunge: Hitze im Körper
Furchen in der Zungenspitze und am Rand: Yin-Mangel von Leber und Herz-Lunge
Kein Zungenbelag im vorderen Bereich der Zunge: Hinweis auf starken Yin-Mangel von Herz und Lunge

TCM-Diagnose

Der Patient leidet an Hitze im unteren 3-Erwärmer (Dickdarm, Dünndarm) und an „unechter" Hitze in Herz und Lunge durch starken Yin-Mangel.

Erklärung nach TCM

- Hitze-Zustand; rote Zunge, leicht gelber, trockener Belag im hinteren Zungenbereich: es handelt sich um Hitze in Dick- und Dünndarm, z. B. Obstipation
- trockene Zunge und Furchen im Herz-Lungen-Bereich und am Zungenrand (Leber-Galle): Hitze verbraucht viel Yin (Körpersaft), dadurch kommt es zu Yin-Mangel-Zeichen, hier zu Herz- und Lungen-Yin-Mangel
- trockene und schmale Zungenspitze mit Furchen: dies ist auch ein Zeichen von Yin-Mangel im Herz- und Lungen-Bereich

TCM-Krankheitserkennung → Beispiele westlicher Diagnosen

- Hitze im unteren 3-Erwärmer → Obstipation, akutes Abdomen
- Yin-Mangel in Herz und Lunge → Schlaflosigkeit, Einschlafstörungen, Lungenschmerzen, Lungen-TB, chronischer trockener Husten

Abb. 85 Hellrote Zunge mit Zahneindrücken

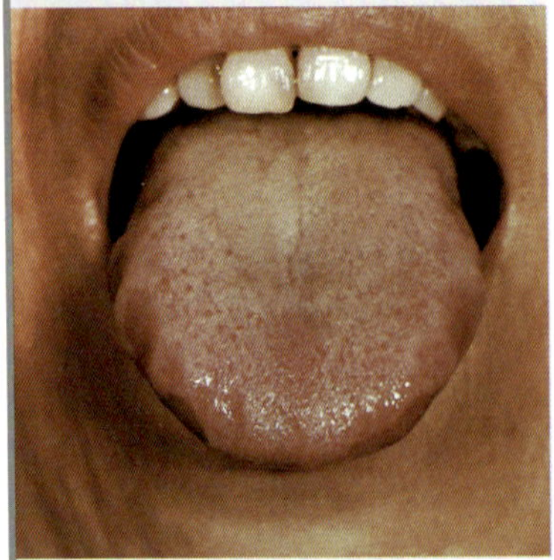

Zungenbild

Zungenbelag: dick, weiß; im mittleren und hinteren Bereich der Zunge (Nieren-Blasen-Bereich)
Feuchtigkeit: feuchte Zunge
Zungenfarbe: hellrot
Zungenform/-größe: normale Größe mit Zahneindrücken

Differentialdiagnostische Gedanken

weißer Zungenbelag im mittleren und hinteren Bereich der Zunge: Hinweis auf Milz- und Nieren-Yang-Mangel, der durch Nässe und Kälte verursacht ist
hellrote Zunge mit Zahneindrücken: Zeichen von Milz-Yang-Mangel oder von allgemeiner Qi-Schwäche

TCM-Diagnose

Der Patient leidet an Milz- und Nieren-Yang(Qi)-Schwäche.

Erklärung nach TCM

- Milz-Yang(Qi)-Mangel; typische Milz-Schwäche-Krankheit; die Hauptursachen sind Nässe und Kälte; der Patient hat keinen Appetit, leidet an allgemeiner körperlicher Schwäche und meidet Kälte
- Nässe und Kälte stören hier auch Nieren-Yang: der Patient leidet an Ödemen und Blasenschwäche

TCM-Krankheitserkennung → Beispiele westlicher Diagnosen

- Milz- und Nieren-Yang-Mangel → Anämie, chronische Nephropathien und Ödeme
- Retention von Kälte und Nässe in Milz und Magen → Verdauungsstörungen, chronische Enteropathien

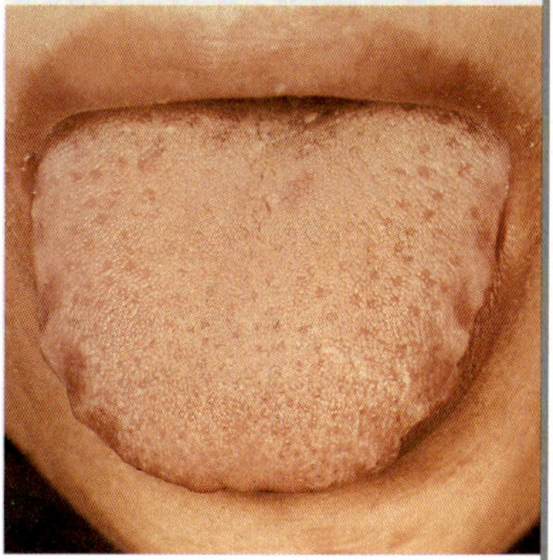

Abb. 86 Große Zunge mit Zahneindrücken (weißer Zungenbelag)

Zungenbild

Zungenbelag: dick, weiß; im ganzen Zungenbereich
Feuchtigkeit: leicht trockener Belag
Zungenfarbe: normal
Zungenform/-größe: große Zunge mit Zahneindrücken

Differentialdiagnostische Gedanken

große Zunge mit Zahneindrücken: typisches Zeichen von Milz-Yang-Mangel, zusätzlich besteht hier allgemeine Qi(Yang)-Schwäche
weißer Zungenbelag: Hinweis, dass Yang-Schwäche durch Nässe und Kälte verursacht ist

TCM-Diagnose

Der Patient leidet an Leere-Krankheit wegen Milz- und Nieren-Yang-Mangels durch Nässe und Kälte.

Erklärung nach TCM

- Nässe und Kälte stören Milz-Yang; ein Zeichen dafür ist, dass der Patient z. B. an Verdauungsstörungen leidet und weder Hunger noch Durst hat
- Yang(Qi)-Mangel; der Patient hat eine allgemeine körperliche und psychische Schwäche

TCM-Krankheitserkennung → Beispiele westlicher Diagnosen

- Leere-Krankheit wegen Milz- und Nieren-Yang-Mangels → Anämie, Magenulkus, chronische Herzinsuffizienz, chronische Niereninsuffizienz, Hypotonie

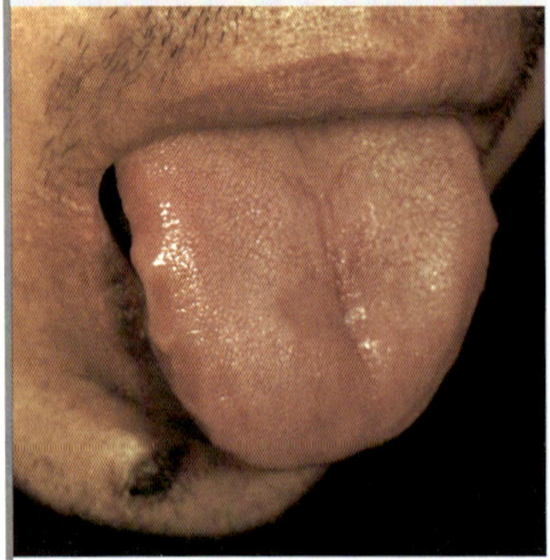

Abb. 87 Furchenzunge mit Zahneindrücken

Zungenbild

Zungenbelag: wenig, leicht gelber Belag; in der Zungenmitte (Magen-Milz-Bereich) und an den Zungenrändern (Leber-Galle-Bereich)
Feuchtigkeit: feuchte Zunge
Zungenfarbe: normal
Zungenform/-größe: Riss im Zungenzentrum, Zahneindrücke

Differentialdiagnostische Gedanken

leicht gelber Zungenbelag in der Zungenmitte und an den Zungenrändern: Verdauungsbeschwerden durch Störung von Magen, Leber und Galle
Riss im Zungenzentrum: Zeichen für Magen-Yin-Mangel
Zahneindrücke: Zeichen für Milz-Yang-Mangel
feuchte Zunge mit wenig Belag: Yin und Yang (Qi) sind geschädigt

TCM-Diagnose

Der Patient leidet an Magen-Yin- und Milz-Yang-Mangel.

Erklärung nach TCM

- Magen-Yin-Mangel; der Patient hat leichte Magenschmerzen mit Sodbrennen
- Milz-Yang-Mangel; der Patient hat weder Hunger noch Durst; zusätzlich Verdauungstörungen

TCM-Krankheitserkennung → Beispiele westlicher Diagnosen

- Magen-Yin- und Milz-Yang-Mangel → chronische Gastritis, Ulkus im Bereich des Verdauungstraktes

Abb. 88 Zunge mit Zahneindrücken

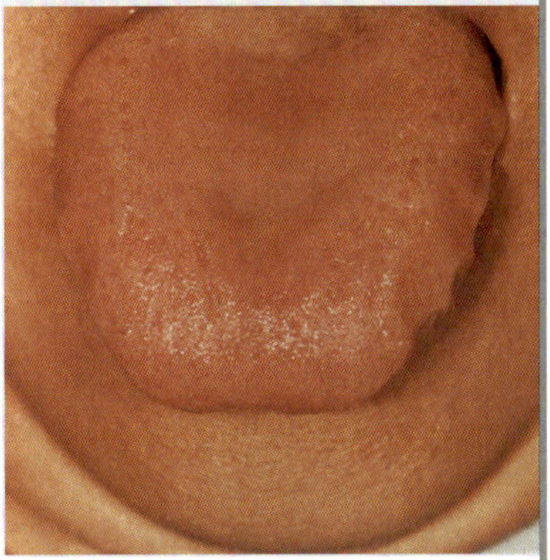

Zungenbild

Zungenbelag: leicht gelb; im Bereich Leber-Galle
Feuchtigkeit: normal feucht
Zungenfarbe: normal
Zungenform/-größe: groß mit Zahneindrücken

Differentialdiagnostische Gedanken

Zunge mit Zahneindrücken: immer ein Zeichen für Milz-Yang-Mangel
leicht gelber Zungenbelag im Bereich Leber-Galle: Hinweis auf Nässe-Hitze in Leber und Galle

TCM-Diagnose

Der Patient leidet an Nässe-Hitze-Krankheit im Bereich Leber und Galle.

Erklärung nach TCM

- Milz-Yang-Mangel, allgemeine Schwäche im Körper; der Patient ist anfällig für verschiedene Krankheiten, weil seine Kraft nicht ausreicht, die pathogenen Faktoren zu bekämpfen
- Nässe-Hitze-Krankheit in Leber und Galle, der Patient leidet an Leber- und Gallenblasen-Beschwerden und an Oberbauchschmerzen

TCM-Krankheitserkennung → Beispiele westlicher Diagnosen

- Nässe- und Hitze-Krankheit in Leber und Galle → chronische Hepatitis, Gallenwegsinfektion, Cholelithiasis

Abb. 89 Harte, trockene und schiefe Zunge

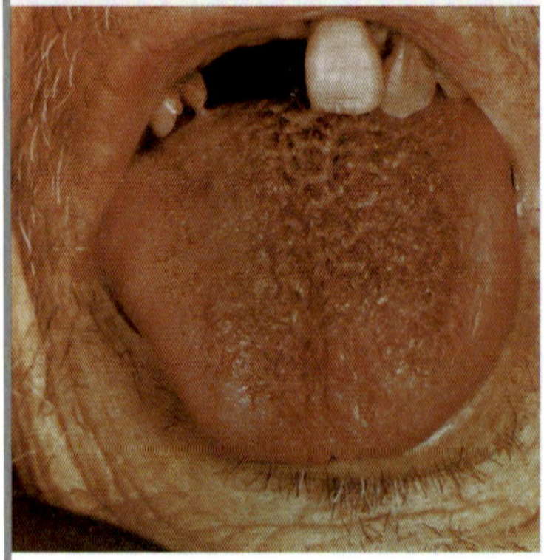

Zungenbild

Zungenbelag: braun und trocken; auf der ganzen Zungenoberfläche
Feuchtigkeit: trockene Zunge
Zungenfarbe: rot
Zungenform/-größe: harte Zunge, schief nach rechts

Differentialdiagnostische Gedanken

harte und trockene Zunge: typisches Zeichen für Fülle-Krankheit; die Zunge sieht alt aus
trockener und brauner Zungenbelag: Hinweis auf Hitze-Krankheit (hier: Magen und Darm)

TCM-Diagnose

Der Patient leidet an Fülle-Hitze-Krankheit.

Erklärung nach TCM

- Fülle-Hitze-Krankheit; die Diagnose dieser Krankheit wird immer anhand einer harten und trockenen Zunge gestellt, der Patient hat großen Durst und leidet an Obstipation und hohem Fieber

TCM-Krankheitserkennung → Beispiele westlicher Diagnosen

- Fülle-Hitze-Krankheit → akuter Ileus, akutes Abdomen, akute Entzündung mit hohem Fieber

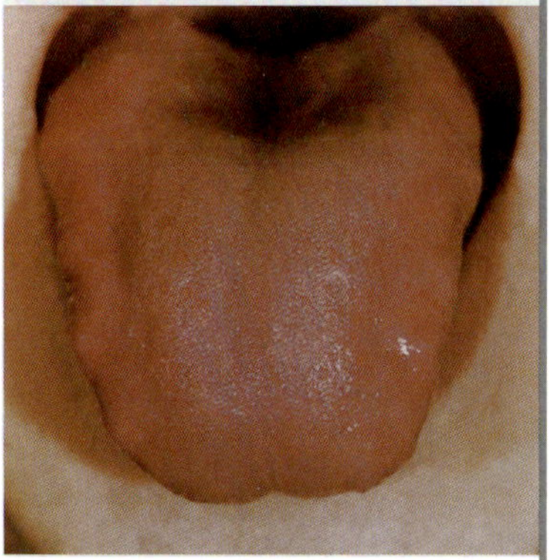

Abb. 90 Zarte und feuchte Zunge

Zungenbild

Zungenbelag: kein Belag
Feuchtigkeit: feuchte Zunge
Zungenfarbe: rote Zunge
Zungenform/-größe: zarte, weiche und große Zunge

Differentialdiagnostische Gedanken

zarte weiche und feuchte Zunge: Hinweis auf Leere-Krankheit
rote Zunge: Hitze-Krankheit
kein Zungenbelag: Zeichen für „unechte" Hitze aufgrund von Yin-Mangel

TCM-Diagnose

Der Patient leidet an Yin-Leere-Krankheit.

Erklärung nach TCM

- Leere-Krankheit: zarte und weiche Zunge ist Zeichen für Yin-Mangel-Krankheit; die Zunge ist rot (relativer Yang-Überschuss, „unechte" Hitze); wäre die Zunge hell und blass, dann würde es sich um eine Yang-Leere-Krankheit („echte" Leere) handeln
- allgemeine Yin-Schwäche (hier: Herz-, Lungen-, Leber- und Nieren-Yin)

TCM-Krankheitserkennung → Beispiele westlicher Diagnosen

- Leere-Krankheit durch Yin-Mangel → klimakterische Beschwerden, Hypertonie (Yin-Schwäche-Typ), Lungentuberkulose, Impotenz, Schlaflosigkeit

Abb. 91 Kurze und trockene Zunge

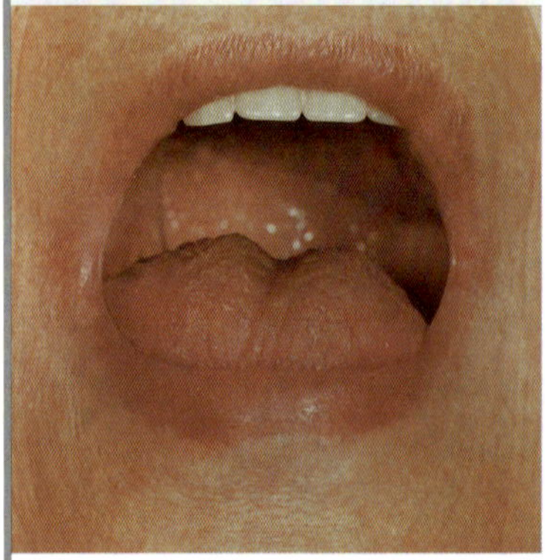

Zungenbild

Zungenbelag: gelb, trocken; im mittleren Bereich; kein Belag an den Zungenrändern (Leber-Galle-Bereich)
Feuchtigkeit: trockene Zunge
Zungenfarbe: rot
Zungenform/-größe: kurze Zunge mit Furchen

Differentialdiagnostische Gedanken

kein Belag an den Zungenrändern: Zeichen für Hitze-Krankheit insbesondere in Lunge, Magen und Nieren-Blase
kurze und trockene Zunge: Zeichen für Hitze-Krankheit
rote Zunge: Zeichen für Hitze-Krankheit

TCM-Diagnose

Der Patient leidet an schwerer Hitze-Krankheit der inneren Organe.

Erklärung nach TCM

- schwere Hitze-Krankheit; die kurze und trockene Zunge ist Zeichen für Hitze-Krankheit, die sehr viel Yin im Körper (Körpersäfte) verbraucht; dadurch ziehen sich Sehnen und Blutgefäße stark zusammen; darüber hinaus hat der Patient hohes Fieber

TCM-Krankheitserkennung → Beispiele westlicher Diagnosen

- Hitze-Krankheit als Zeichen einer schweren Erkrankung → schwere Organerkrankung (akute bakterielle Entzündung), Virusinfektion, Fieberkrampf

Abb. 92 Kurze Zunge

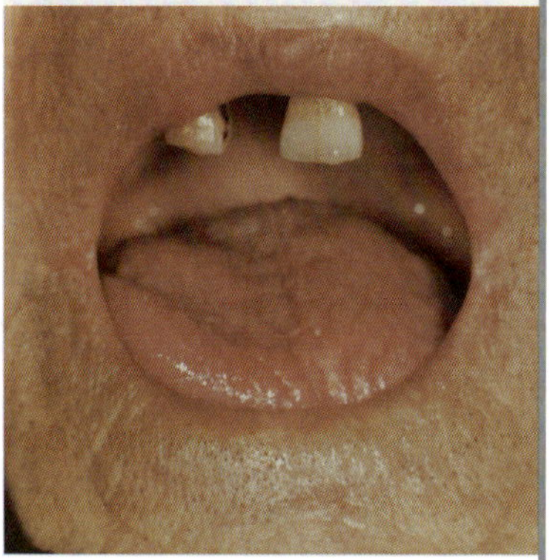

Zungenbild

Zungenbelag: kein Belag
Feuchtigkeit: trockene Zunge
Zungenfarbe: normal
Zungenform/-größe: steife, kurze Zunge

Differentialdiagnostische Gedanken

kurze Zunge: Zeichen für schweren Krankheitszustand
trockene und steife Zunge: bedrohliches Zeichen, es besteht eine schwere chronische Erkrankung, evtl. mit Koma

TCM-Diagnose

Der Patient leidet an Yin- und Yang-Trennung.

Erklärung nach TCM

- Trennung von Yin und Yang: Yin und Yang stehen in keinem Zusammenhang mehr miteinander, Zeichen für präfinalen Zustand; Yang(Qi)-Leere-Krankheit, kritischer Zustand des Patienten; der Patient liegt manchmal aufgrund einer schweren chronischen Erkrankung im Koma

TCM-Krankheitserkennung → Beispiele westlicher Diagnosen

- Trennung von Yin und Yang (Verlust der Lebensenergie) → akuter Herzinfarkt, Apoplex, Koma, Schock

Abb. 93 Atrophische und weiche Zunge

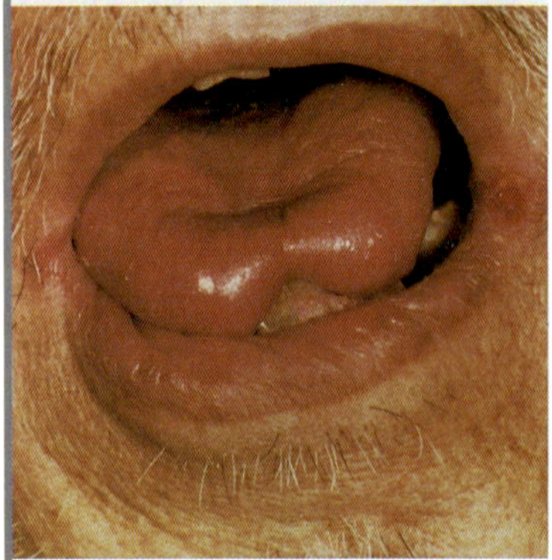

Zungenbild

Zungenbelag: kein Belag
Feuchtigkeit: trockene Zunge
Zungenfarbe: rot
Zungenform/-größe: atrophische, kurze und weiche Zunge

Differentialdiagnostische Gedanken

atrophische und weiche Zunge: schwerwiegendes Zeichen für die Schwäche von Qi (Yang) und Blut (Yin)
rote, kurze und trockene Zunge: Hinweis auf „unechte" Hitze wegen Yin-Mangels und Zeichen, dass der Patient an einer schweren Erkrankung leidet. Hier handelt es sich um einen Patienten mit Apoplex

TCM-Diagnose

Der Patient leidet an einer schweren Krankheit durch den Verlust von Yin und Yang.

Erklärung nach TCM

- Verlust von Yin und Yang; Yin im Körper (Körpersäfte) ist verloren; deswegen wird der Zungenkörper nicht ausreichend mit Blut versorgt; der Patient ist in einem kritischen Zustand
- „unechte" Hitze wegen Yin-Mangels; der Patient hat starken Leber- und Nieren-Yin-Verlust, wie z. B. beim Nierenversagen
- Yang ist hier Ausdruck der allgemeinen Lebensenergie

TCM-Krankheitserkennung → Beispiele westlicher Diagnosen

- schwere Yin-Verlust-Krankheit → Urämie, Niereninsuffizienz, Apoplex, Herzinfarkt

Abb. 94 Dicke, atrophische und weiche Zunge

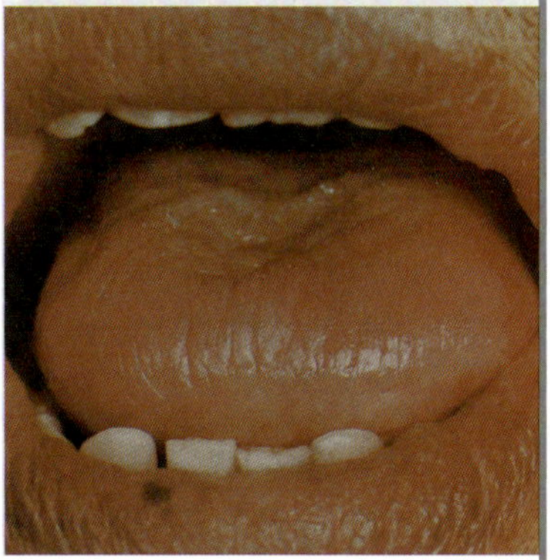

Zungenbild

Zungenbelag: leicht gelber Belag an den Zungenrändern (Leber-Galle-Bereich), brauner Belag im hinteren Zungenbereich (Nieren-Blasen-Bereich)
Feuchtigkeit: trockene Zunge
Zungenfarbe: hell, blass
Zungenform/-größe: atrophisch, weich, dick

Differentialdiagnostische Gedanken

atrophische und weiche Zunge: Hinweis auf ausgeprägte Qi-(Yang) und Blut-Schwäche
dicke und hell, blasse Zunge: Zeichen für die Entstehung einer chronischen Krankheit, Blut-Schwäche und Milz-Yang-Schwäche

TCM-Diagnose

Der Patient leidet an Blut-Schwäche-Krankheit.

Erklärung nach TCM

- Blut-Schwäche-Krankheit; neben Blut-Schwäche besteht meist auch Milz-Yang-Schwäche, weil die Milz das Blut nicht kontrolliert und reguliert
- Milz-Yang-Schwäche; der Patient hat keine Kraft mehr und befindet sich in einem kritischen Zustand

TCM-Krankheitserkennung → Beispiele westlicher Diagnosen

- Verlust von Yin (Blut) und Yang (Milz-Qi) → Blutungskrankheit (z. B. Blutverlust nach Operationen, Entbindung; Menstruationsblutung)

Abb. 95 Schiefe Zunge

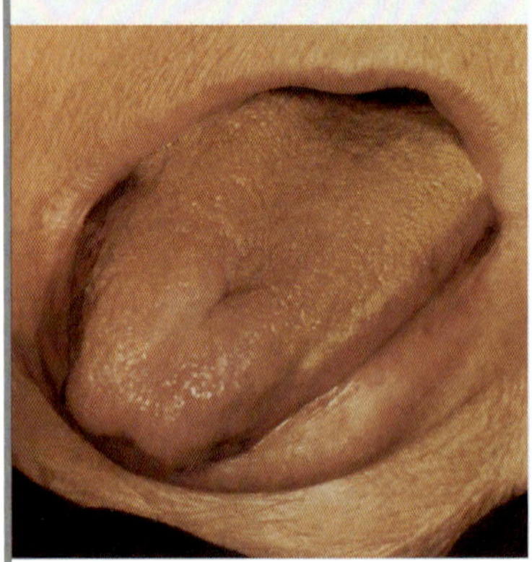

Zungenbild

Zungenbelag: leicht gelber Belag an den Zungenrändern (Leber-Galle-Bereich); brauner Belag im hinteren Zungenbereich (Nieren-Blasen-Bereich)
Feuchtigkeit: leicht trockene Zunge
Zungenfarbe: rot
Zungenform/-größe: schiefe Zunge

Differentialdiagnostische Gedanken

schiefe Zunge: typisches Zeichen für eine Gesichts- oder Körperlähmung
rote Zunge: Hitze-Krankheit
leicht gelber Zungenbelag: Hinweis auf Hitze im Körper

TCM-Diagnose

Der Patient leidet an innerer Wind-Krankheit und „unechter" Hitze-Krankheit.

Erklärung nach TCM

- innere Wind-Krankheit; Hinweis auf Leber-Yin-Schwäche; es entsteht innerer Wind, der nach oben zum Kopf steigt
- „unechte" Hitze-Krankheit; Ursache ist zu wenig Yin im Körper (Körpersäfte und Blut), deswegen breitet sich auch Hitze nach oben bis zum Kopf aus

TCM-Krankheitserkennung → Beispiele westlicher Diagnosen

- innere Wind-Krankheit und „unechte" Hitze-Krankheit → Apoplex, Fazialisparese

Artefakte

Abb. 96 Die Zunge wird nicht richtig herausgestreckt; die Zungenspitze ist angespannt und zurückgezogen.

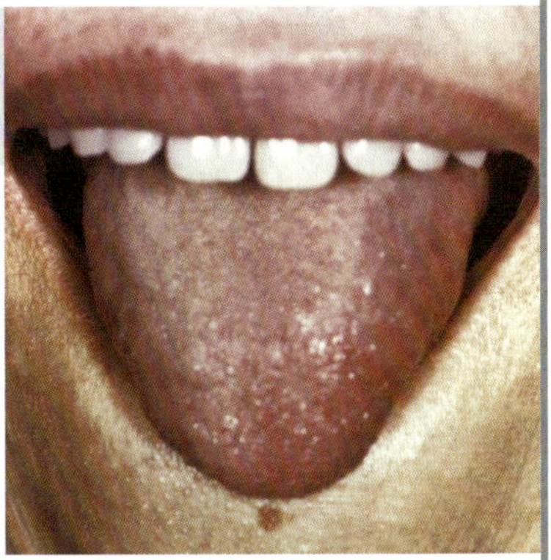

Abb. 97 Diese Zungenhaltung lässt die Zungenfarbe tiefer erscheinen als bei lockerem Zungenkörper.

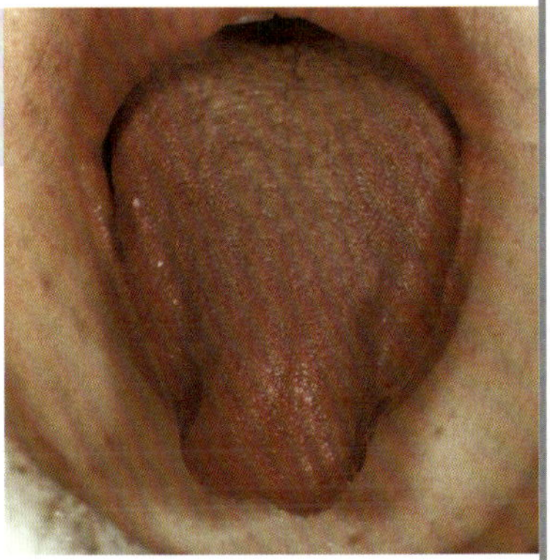

Abb. 98 Durch Kräutertee gefärbter, schmieriger Zungenbelag. Dieser braune Belag entspricht nicht der ursprünglichen Belagfarbe.

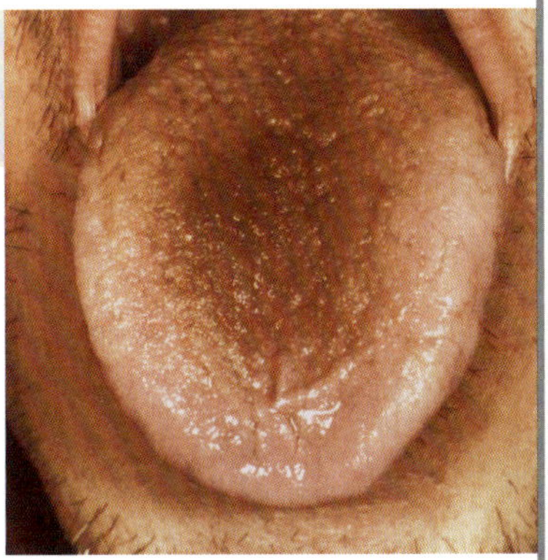

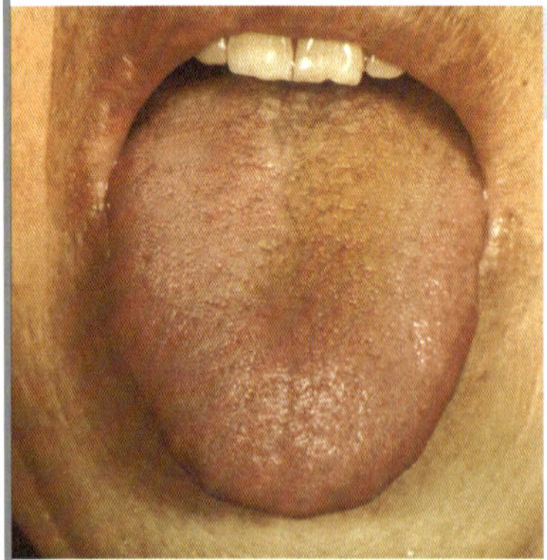

Abb. 99 Durch Orangen hervorgerufener gelber Zungenbelag in der Zungenmitte (S. 4)

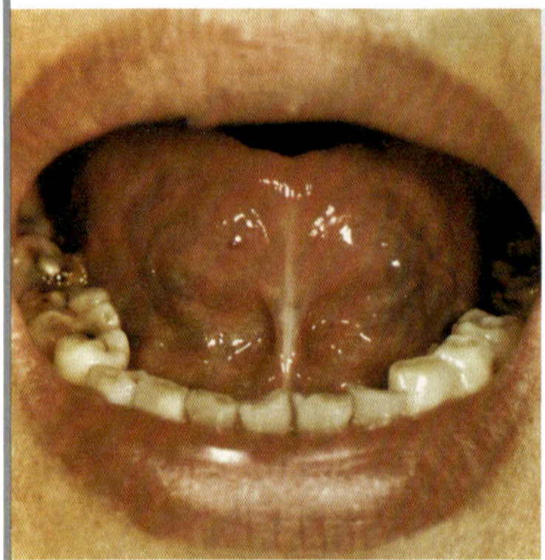

Abb. 100 Das Bild zeigt ein zu kurzes Zungenbändchen. Diese Störung ist angeboren und sollte operiert werden, da sich die Zunge nicht frei bewegen kann.

7 Verbindung von Zungendiagnose und Pulsdiagnose

Zungendiagnose und Pulsdiagnose sind wichtige differenzialdiagnostische Werkzeuge. Krankheiten hinterlassen ihre Spuren an Zunge und Puls, die somit eine wichtige Informationsquelle über den Zustand des Patienten darstellen. Diagnostische Schlüsse, die sich aus dem Zungen- und Pulsbefund ergeben, führen bei ein und demselben Patienten meist zu einer Diagnose. Die beiden Methoden ergänzen einander und vervollständigen das Bild, das der Therapeut von der Krankheit gewinnt.
Jedem Zungen- oder Pulsbild liegt eine eigene klinische Bedeutung zugrunde. Findet sich bei einem Patienten ein bestimmtes pathologisches Pulsbild, dann wird in den meisten Fällen auch der Zungenbefund ein entsprechendes Bild ergeben: Zeigt das Pulsbild eine Fülle-Krankheit, wird auch das Zungenbild entsprechende Hinweise liefern:

Zungen-Bild	Puls-Bild	Hinweis auf
dünner, weißer Belag (→ äußere Krankheit)	oberflächlicher Puls (→ äußere Krankheit)	Erkältung
trockene, rote Zunge mit braunem Belag	überflutender, voller Puls	z. B. Hitze im Bereich des Dickdarms
helle, blasse Zunge	fadenförmiger, kraftloser Puls	Qi- und Blut-Mangel

Mitunter kann es jedoch zu unterschiedlichen Bildern kommen, wenn der Patient nicht nur ein, sondern zwei oder mehrere gesundheitliche Probleme hat. In diesen Fällen müssen Puls- und Zungenbild und die übrigen Symptome des Patienten in Beziehung zueinander gebracht bzw. eine Auswahl getroffen werden, welche Symptome im Vordergrund stehen und welche nicht. Erst nach der klinischen Information ist eine Entscheidung über die weitere Behandlung zu treffen. Dies soll beispielhaft bei einem Patienten mit Leberzirrhose (einem gemischten Leere-Fülle-Syndrom) verdeutlicht werden:

Symptom		diagnostische Aussage	Behandlungsprinzip
tiefrote Zunge, ohne Belag	spricht für	Yin-Mangel	–
Aszites	spricht gegen	Yin-Mangel	Behandlung z. B. mit Diuretika
saitenförmiger Puls	Hinweis auf	Hyperaktivität von Leber-Yang	Holz (Leber) unterdrücken
magerer Körper	Zeichen für	Milz-Schwäche	Erde (Milz) nähren

Bei diesem Krankheitsbild hat das Zungenbild (Hinweis auf Yin-Mangel) keine diagnostische Bedeutung, weil alle übrigen Symptome und das Pulsbild auf eine Hyperaktivität des Leber-Yang und auf eine Milz-Schwäche hindeuten („Holz unterdrückt Erde"). Das Behandlungsprinzip richtet sich hier letztendlich nach der Puls-Diagnose.

Wenn es diesem Patienten noch schlechter geht, er z. B. in ein Koma fällt, Blutungen hat oder Zeichen der Intoxikation zeigt, dann ist diese Verschlechterung oft zuerst am Puls erkennbar; die Zunge reagiert später. Deshalb wird der TCM-Therapeut bei diesem Patienten hauptsächlich nach seinem Pulsbild behandeln.

Symptom		diagnostische Aussage	Behandlungsprinzip
zunächst leichter gelber Zungenbelag	spricht für	leichte Hitze im oberen 3-Erwärmer	bittere, kühlende Arzneimittel zur Fieberreduktion bis der Zungenbelag heller und feucht wird (normaler Zugenbelag: dünn, feucht, weiß)
mit beginnendem Fieber und Bronchitis dicker, trockener gelber Zungenbelag	spricht für	mittlere Hitze und pathologische Faktoren im oberen 3-Erwärmer	Hitze ableiten, pathogene Faktoren beseitigen
schließlich bei hohem Fieber und Lungenentzündung dicker, trockener brauner Zungenbelag	Hinweis auf	starke Hitze und pathologische Faktoren im oberen 3-Erwärmer	Hitze noch intensiver ableiten, pathogene Faktoren beseitigen

In den verschiedenen Stadien einer Infektionskrankheit spielt umgekehrt die Zungendiagnose eine wichtigere Rolle als die Pulsdiagnose, d.h. der Patient wird nach dem jeweiligen Zungenbild behandelt. Dies soll beispielhaft bei einem Patienten mit beginnender Erkältung verdeutlicht werden (s. Tab. oben).

Zungen- und Pulsdiagnose liefern jedoch nicht nur Hinweise für die Diagnose einer Krankheit, sondern sind auch unablässig für die Differenzialdiagnose. Meist stimmen Zungenbild und Pulsbild in ihrer Bedeutung bei einem Patienten überein und sind damit zuverlässige Hinweise. Stimmen die Bilder nicht überein, kann die Diagnose entweder mittels Puls- oder Zungenbild gestellt werden, wobei dann weitere Symptome bei dem Patienten nach den Kriterien Beobachtung, Riechen, Hören, Anamnese und Puls analysiert werden.

8 Anhang

Klassische Literatur

Aktuelle Literatur

Rezepte

Kleines Glossar

Register

Klassische Literatur

Bin Hu Mai Xue – Pulslehre von Bin Hun – von Li Shizhen/Bin Hu

Chinesisch-Deutsches Wörterbuch der Medizin – Volksgesundheitsverlag Peking

Hoang Ti Nei King S Quenn, hrsg. und kommentiert von Nguyen van Nghi, Band 1 und 2. ML, Ülzen 1997

Huang Di Nei Jing – Der Innere Klassiker des Gelben Kaisers

Hui Xi Mai Xue – Pulslehre von Hui Xi – von Xu Linglai

Jian Ming Zhong Yi Zhen Duan – Einführung in die traditionelle chinesische Pulsdiagnose – Pekinger Hochschule für TCM

Jing Yue Quan Shu – Jing Yue's vollständiges Werk für TCM – von Zhang Jiebin

Mai Guan – Gründliche Kenntnisse in der Pulsdiagnose – von Wang Shizhan

Mai Jing – Der Klassiker der Pulsdiagnose – von Wang Shuhe

Mai Jue – Reimspruch der Pulsdiagnose – von Gao Yangsheng

Mai Jue Kann Wu – Die Korrektur des Reimspruches der Pulsdiagnose – von Dai Qizong

Mai Ru – Beispiele der Pulsdiagnose – von Guo Zhi

Mai Shuo – Besprechung der Pulsdiagnose – von Ye Lin

Mai Xue Cha Yi – Meine bescheidene Meinung über die Pulsdiagnose – von Zhang Qi

Mai Xue Chan Wei – Erklärung der Pulslehre – von Xing Xibo

Mai Xue Jian Mo – Einfache Demonstration der Pulsdiagnose – von Zhou Xue hai

Mai Xue Yan Jiu Shi Jiang – 10 Themen über Pulsdiagnose – von Ren Yingqiu

Mai Zhen – Pulsdiagnose von Liu Guanjan

Nan Jing – Der Klassiker über die Schwierigkeit – 81 Fragen und Antworten

Pi Wei Lun – Die Lehre von Milz und Magenerkrankungen – Li Dongyuan

Qian Jin Yi Fang – Rezepte im Wert von Tausend Stücken Gold für Notfälle – von Sun Simiao

Shang Han Lun – Abhandlung über fieberhafte und andere Erkrankungen – von Zhang Zhonjing

Sheng Han Suo Yuan – Die Quelle der fieberhaften Erkrankung – von Qian Huang

Shi Ji Band 9 – Geschichtswerk – von Sima Qian

Si Yan Qu Yao – Das Erlernen der Pulsdiagnose mittels Reim mit vier Worten – von Cui Jianyan

Si Zhen Jue Wei – Analyse und Verstehen durch 4 diagnostische Verfahren – von Lin Zhihan

Yi Xue Ru Men – Einführung in die Medizin – von Li Ting

Yi Zong Bi Du – Die Pflichtlektüre für medizinische Professionen – von Li Zhongzi

Yi Zong Jin Jian – Der goldene Spiegel der Medizin – von Wu Qian

Zhen Bing Zhi Nan – Anweisung zur Diagnose – von Shi Fa

Zhen Zong Sang Mei – Drei Unklarheiten der Pulsdiagnose – von Zhang Deng

Zhen Zong Zhi Wei – Die Meinungen über die Pulslehre – von Zhang Lu

Zheng Jia Shu Yao – Das wichtige Werk für die TCM – von Hua Shou

Zhon Yi Zhen Duan Jiang Yi – Lehrbuch für traditionelle chinesische Diagnostik – Gesundheitsministerium der VR China

Zhong Yi Mai Xiang Yan Jiu – Studien des chinesischen Sphygmogramms – von Huang Shilin et al.

Zhong Yi Mai Xue Yan Jiu – Klinische Studien der traditionellen chinesischen Pulsdiagnose – von Cui Yu Tian

Zhong Yi Zhen Duan Xue – Diagnostics of TCM – Shano Dong University of TCM

Zhu Bing Yuan Hou Lun – Chao's Werk über verschiedene Erkrankungen – von Chao Shi

Aktuelle Literatur

Chen, Xinnong et al.: Chinese Acupuncture and Moxibustion. Foreign Languages Press, Beijing 1987 (englisch)

Chen, Youbang et al.: The Therapeutics for Chinese Acupuncture and Moxibustion. Chinese Science & Technology Press, Beijing 1990 (chinesisch)

Focks, C.; Hillenbrand, N.: Leitfaden Traditionelle Chinesische Medizin, 2. Auflage. Urban & Fischer, München 2000

Fu, Qiang: The Practical Handbook of the Treatment for Acupuncture and Moxibustion.: Chinese Traditional Medicine Press, Beijing 1991 (chinesisch)

Geng, Junying et al.: Herbal Formulas. New World Press, Beijing 1991 (englisch)

Geng, Junying et al.: Medicinal Herbs. New World Press, Beijing 1991 (englisch)

Institute for Acupuncture of Chinese Academy of T. C. M.: Advance in Acupuncture and Acupuncture Anaesthesia. The People's Publishing House, Beijing 1980 (englisch)

Kaptchuk, T. J.: Chinese Medicine. The Web That Has No Weaver. Rider, London 1983. Deutsch: Das große Buch der chinesischen Medizin. O. W. Barth Verlag, Wien 1992

Lai, Yiming: Geheimnis zur Zungenbeobachtung und Krankheitserkennung. Hangzhou-Verlag. Hangzhou 1996 (chinesisch)

Maciocia, G.: Tongue diagnosis in Chinese Medicine. Eastland Press, Seattle 1987. Deutsch: Zungendiagnose in der chinesischen Medizin. ML-Verlag, Uelzen 1996

Ma, Zhongxue: International Exchange's Handbook for Acupuncture and Moxibustion. Shandong Science & Technology Press 1992 (chinesisch)

Pekinger Fremdspracheninstitut, deutsche Abteilung: Das neue Chinesisch-Deutsche Wörterbuch. Beijing, Hongkong: The Commercial Press; Düsseldorf: Ming Fan Kulturladen 1986 (deutsch/chinesisch)

Peking University of Traditional Chinese Medicine: Outline for Chinese Acupuncture and Moxibustion. Jindun Publishing House, Beijing 1996 (chinesisch)

Song, Tianbin: Atlas der chinesischen Zungendiagnostik. People's Health Publishing House. Peking 1984 (chinesisch)

Song, Yitong; Yuan, Heping et al.: International Exchange's Book for Chinese Orthopedics. Oversea Chinese Press, Beijing 1988 (chinesisch)

Tang, Jü: Chinesische Medizin in der Gynäkologie. Urban & Fischer, München 2000

Wang, Jili et al.: Classification and Differentiation of the Inspection of the Tongue. Chinese Medical Scientific Press 1992 (chinesisch)

Wang, Xuetai: The Complete Works of Chinese Acupuncture and Moxibustion. Henan Science & Technology Press 1998 (chinesisch)

Wiseman, N., Feng, Y.: A Practical Dictionary of Chinese Medicine. Paradigm Publications, Brookline MA 2. Aufl. 1998 (englisch)

Yuan, Heping: 60 Punkte – 60 Krankheiten. 2. Auflage. Urban & Fischer, München 2005

Yuan, Heping: Chinesische Pulsdiagnostik. Urban & Fischer, München 2002

Zhao, Enjian et al.: Pulsdiagnostics of Traditional Chinese Medicine. Tianjin Science & Technology Press 1995 (chinesisch)

Kräuterrezepte

Bai Hu Tang (+ –) (S. 14)

Gypsum fibrosum *Sheng Shi Gao*
Rz. Anemarrhenae *Zhi Mu*
Rx. Platycodi *Jie Geng*
Hb. Menthae *Bo He*
Reis *Geng Mi*

Bei Mu Jie Biao Tang (S. 17)

Bb. Fritillariae cirrhosae *Bei Mu*
Fr. Arctii *Niu Bang Zi*
Cx. Mori albae *Sang Ye*
Fr. Forsythiae *Lian Qiao*
Pericarpium Citri Reticulatae *Chen Pi*
Hb. Bambusae *Zhu Ye*

Cao Guo Yin Chen Tang (S. 19)

Fr. Amomi Costati *Cao Guo*
Hb. Artemisiae capillaris *Yin Chen*
Cx. Poriae albae *Fu Ling Pi*
Cx. Magnoliae officinalis *Hou Pu*
Pericarpium Citri reticulatae *Chen Pi*
Scelerotium Polypori *Zhu Ling*
Pericarpium Arecae *Da Fu Pi*
Rz. Alismatis *Ze Xie*

Cheng Qi He Xiao Xian Xiong Tang (S. 17)

Rx. und Rz. Rhei recens *Sheng Da Huang*
Cx. Magnoliae officinalis *Hou Pu*
Fr. Citrii seu Ponciri *Zhi Shi*
Rz. oder Tb. Pinelliae praeparatae *Ban Xia*
Fr. Trichosanthis *Gua Luo*
Rz. Coptidis *Huang Lian*

Da Chai Hu Tang (S. 28)

Rx. Bupleuri *Chai Hu*
Rx. Scutellariae baicalensis *Huang Qin*
Rx. Paeoniae albae *Bai Shao*
Rz. oder Tb. Pinelliae praeparatae *Ban Xia*
Fr. Aurantii (unreife Zitrone) *Zhi Shi*
Rx. und Rz. Rhei *Da Huang*
Rx. Zingiberis recens *Sheng Jiang*
Fr. Zizyphi jujubae *Da Zao*

(in Klammern Angabe der Seite)
(+ –) = verändertes Basisrezept
Abkürzungen: Bb. = Bulbus, Cx. = Cortex, Fl. = Flos, Flores, Fo. = Folium, Fr. = Fructus, Hb. = Herba, Sm. = Semen, Ra. = Ramulus, Rx. = Radix, Rz. = Rhizoma, Tb. = Tuber

Da Cheng Qi Tang (S. 21)

Rx. und Rz. Rhei *Da Huang*
Cx. Magnoliae officinalis *Hou Pu*
Fr. Aurantii (unreife Zitrone) *Zhi Shi*
Mirabilitum (Natrium sulfuricum) *Mang Xiao*

Dao Chi San (S. 27)

Rx. Rehmanniae recens *Sheng Di Huang*
Rz. Anemarrhenae *Zhi Mu*
Rx. oder Tb. Ophiopogonis *Mai Men Dong*
Sm. Zizyphi *Zao Ren*
Rx. Paeoniae albae recens *Sheng Bai Shao*
Rx. Glycyrrhizae praeparatae *Zhi Gan Cao*

Gan Lu Yin (S. 28)

Rx. Rehmanniae recens *Sheng Di Huang*
Rz. Anemarrhenae *Zhi Mu*
Rx. oder Tb. Ophiopogonis *Mai Men Dong*
Sm. Zizyphi *Zao Ren*
Rx. Paeoniae albae recens *Sheng Bai Shao*
Rx. Glycyrrhizae praeparatae *Zhi Gan Cao*

Gui Fu Li Zhong Tang (S. 25)

Rx. Aconiti carmichaeli praeparatae *Fu Zi*
Cx. Cinnamomi *Rou Gui*
Rx. Salviae mittiorrhizae *Dang Shen*
Rx. Atractylodis macrocephalae *Bai Zhu*
Rx. Zingiberis *Gan Jiang*
Rx. Glycyrrhizae *Gan Cao*

(in Klammern Angabe der Seite)
(+ –) = verändertes Basisrezept
Abkürzungen: Bb. = Bulbus, Cx. = Cortex, Fl. = Flos, Flores, Fo. = Folium, Fr. = Fructus, Hb. = Herba, Sm. = Semen, Ra. = Ramulus, Rx. = Radix, Rz. = Rhizoma, Tb. = Tuber

Hua Shi Huo Xiang Tang (S. 19)

Talkum *Hua Shi*
Sclerotium polypori *Zhu Ling*
Cx. Poriae albae *Fu Ling Pi*
Hb. Agastachis *Huo Xiang*
Cx. Magnoliae officinalis *Hou Pu*
Sm. Amomi rotundi *Bai Kou Ren*
Pericarpium citri reticulatae *Chen Pi*

Huang Lian Hua Ban Tang (S. 32)

Rz. Coptidis *Huang Lian*
Gypsum fibrosum *Shi Gao*
Rz. Anemarrhenae *Zhi Mu*
Rx. Glycyrrhizae recens *Sheng Gan Cao*
Rx. Scophulariae ningpoensis *Xuan Shen*
Cornu Rhinoceri (oder Cornu Bahali) *Xi Jiao*
Reis *Geng Mi*

Huang Lian Jie Du Tang (+ –) (S. 30)

Rz. Coptidis *Huang Lian*
Rx. Scutellariae baicalensis *Huan Qin*
Cx. Phellodendri *Huang Bai*
Fr. Gardeniae jasminoidis *Zhi Zi*
Fl. Lonicerae *Jin Yin Hua*
Fr. Forsythiae *Lian Qiao*
Cx. Moutan Radicis *Mu Dan Pi*

Huang Qin Hua Shi Tang (S. 17)

Rx. Scutellariae baicalensis *Huang Qin*
Talkum *Hua Shi*
Cx. Poriae albae *Fu Ling Pi*
Pericarpium arecae *Da Fu Pi*
Fr. Amomi rotundi *Bai Kou Ren*
Medulla Tetrapanacis *Tong Cao*
Scelerotium Polypori *Zhu Ling*

(in Klammern Angabe der Seite)
(+ –) = verändertes Basisrezept
Abkürzungen: Bb. = Bulbus, Cx. = Cortex, Fl. = Flos, Flores, Fo. = Folium, Fr. = Fructus, Hb. = Herba, Sm. = Semen, Ra. = Ramulus, Rx. = Radix, Rz. = Rhizoma, Tb. = Tuber

Huo Xiang Zheng Qi Tang (S. 14)

Hb. Agastachis *Huo Xiang*
Rx. Angelicae dahuricae *Bai Zhi*
Pericarpium Citri reticulatae *Chen Pi*
Cx. Magnoliae officinalis *Hou Po*
Rx. Platycodi *Jie Geng*
Poria alba *Chi Fu Ling*
Rz. oder Tb. Pinelliae praeparatae *Jiang Ban Xia*
Rz. Atractylodis macrocephalae *Bai Zhu*
Fo. Artemisiae *Su Ye*
Rx. Glycyrrhizae *Gan Cao*
Pericarpium Arecae *Da Fu Pi*

Jie Du Tang (+ –) (S. 14)

Gypsum fibrosum *Sheng Shi Gao*
Rx. Rehmanniae recens *Sheng Di Huang*
Rz. Coptidis *Huang Lian*
Rx. Scutellariae baicalensis *Huang Qin*
Fr. Gardeniae jasminoidis *Zhi Zi*
Rx. Paeonica rubrae *Chi Shao*
Cx. Moutan Radicis *Mu Dan Pi*
Rx. Scrophulariae ningpoensis *Xuan Shen*
Rz. Anemarrhenae *Zhi Mu*
Fr. Forsythiae *Lian Qiao*
Fl. Lonicerae *Jin Yin Hua*
Rx. Glycyrrhizae *Gan Cao*

Ji Ling Gao (S. 27)

Rx. Ginseng *Ren Shen*
Fr. Lycii *Gou Qi Zi*
Rx. Asparagi *Tian Men Dong*
Rx. oder Tb. Ophiopogonis *Mai Men Dong*
Rx. Rehmanniae recens *Sheng Di Huang*
Rx. Rehmanniae praeparatae *Shu Di Huang*
Rx. Achyranthis bidentatae *Niu Xi*

Li Zhong Hua Tan Wan (S. 21)

Rx. Codonopsitis *Dang Shen*
Rz. Atractylodis macrocephalae *Bai Zhu*
Rz. Zingiberis *Gan Jiang*
Rz. oder Tb. Pinelliae praeparatae *Ban Xia*
Poria Alba *Fu Ling*
Rx. Glycyrrhizae *Gan Cao*

(in Klammern Angabe der Seite)
(+ –) = verändertes Basisrezept
Abkürzungen: Bb. = Bulbus, Cx. = Cortex, Fl. = Flos, Flores, Fo. = Folium, Fr. = Fructus, Hb. = Herba, Sm. = Semen, Ra. = Ramulus, Rx. = Radix, Rz. = Rhizoma, Tb. = Tuber

Liang Ge San (S. 11, 19)

Rx. und Rz. Rhei *Da Huang*
Mirabilitum *Piao Xiao*
Fr. Forsythiae *Lian Qiao*
Sm. Gardeniae jasminoidis *Zhi Zi*
Rx. Scutellariae baicalensis *Huang Qin*
Rx. Glycyrrhyizae *Gan Cao*
Hb. Menthae *Bo He*
Fo. Bambusae *Zhu Ye*

Lu Fu Tang (S. 25)

Cornu Cervi *Lu Rong*
Rx. Aconiti Carmichaeli praeparatae *Zhi Fu Zi*
Fr. Amomi costati *Cao Guo*
Sm. Cuscutae *Tu Si Zi*
Poria Alba *Fu Ling*

Ma Huang Tang (S. 14)

Hb. Ephedrae *Ma Huang*
Ra. Cinnamomi *Gui Zhi*
Sm. Armeniacae *Xing Ren*
Rx. Glycyrrhizae *Gan Cao*

Niu Huang Wan (+ –) (S. 30)

Calculus Bovis (Rinder-Gallensteine) *Niu Huang*
Concretio Silicea bambusae *Tian Zhu Huang*
Indigo pulverata Levis *Qing Dai*
Lumbricus *Di Long*
Rz. Typhonii (Rx. Aconiti koreani) *Bai Fu Zi*
Succinum *Hu Po*
Storax (Styrax Liguidus)
Moschus *She Xiang*
Sesamöl *Xiang You*
Blattgold *Jin Po*

(in Klammern Angabe der Seite)
(+ –) = verändertes Basisrezept
Abkürzungen: Bb. = Bulbus, Cx. = Cortex, Fl. = Flos, Flores, Fo. = Folium, Fr. = Fructus, Hb. = Herba, Sm. = Semen, Ra. = Ramulus, Rx. = Radix, Rz. = Rhizoma, Tb. = Tuber

Qiang Huo Sheng Shi Tang (S. 14)

Rx. und Rz. Notopterygii *Qiong Huo*
Rx- Angelicae pubescentis *Du Huo*
Rx. Ligustici sinensis *Gao Ben*
Rx. Ledebouriellae *Fang Feng*
Rx. Glycyrrhizae *Gan Cao*
Rx. Ligustici wallichii *Chuan Xiong*
Fr. Viticis *Man Jing Zi*

Qing Gong Tang (+ –) (S. 21)

Rx. Scrophulariae ningpoensis *Xuan Shen*
Rx. Rehmanniae recens *Sheng Di Huang*
Sm. Nelumbinis *Lian Zi*
Fo. Bambusae *Zhu Ye*
Sm. Forsythiae *Lian Qiao*
Rx. oder Tb. Ophiopogonis *Mai Dong*
Rx. Paeoniae rubrae *Chi Shao Yao*

Qing Wen Bai Du Yin (S. 32)

Gypsum fibrosum *Sheng Shi Gao*
Cornu Rhinoceri (oder Cornu Bubali) *Xi Jiao*
Rz. Coptidis *Huang Lian*
Fr. Gardeniae jasminoidis *Zhi Zi*
Rx. Platycodi *Jie Geng*
Rx. Scutellariae baicalensis *Huang Qi*
Rz. Anemarrhenae *Zhi Mu*
Rx. Paeoniae rubrae *Chi Shao*
Rx. Scrophulariae ningpoensis *Xuan Shen*
Fr. Forsythiae *Lian Qiao*
Fo. Bambusae *Zhu Ye*
Cx. Moutan Radicis *Mu Dan Pi*
Rx. Glycyrrhizae *Gan Cao*

Qing Qi Hua Tan Wan (S. 21)

Rx. Scutellariae baicalensis *Huang Qin*
Fr. Aurantii (unreife Zitrone) *Zhi Shi*
Fr. Trichosanthis *Gua Lou*
Arisaema bilis *Dang Xing*
Pericarpium Citri reticulatae *Chen Pi*
Rz. oder Tb. Pinelliae praeparatae *Ban Xia*
Sm. Armeniacae *Xing Ren*
Poria Alba *Fu Ling*

(in Klammern Angabe der Seite)
(+ –) = verändertes Basisrezept
Abkürzungen: Bb. = Bulbus, Cx. = Cortex, Fl. = Flos, Flores, Fo. = Folium, Fr. = Fructus, Hb. = Herba, Sm. = Semen, Ra. = Ramulus, Rx. = Radix, Rz. = Rhizoma, Tb. = Tuber

Qing Xin Liang Ge San (S. 28)

Fr. Forsythiae *Lian Qiao*
Rx. Scutellariae baicalensis *Huang Qin*
Fr. Gardeniae jasminoidis *Hei Shan Hu*
Hb. Menthae *Bo He*
Gypsum fibrosum *Sheng Shi Gao*
Rx. Platycodi *Jie Geng*
Rx. Glycyrrhizae *Gan Cao*

Qing Ying Tang (S. 27, 32)

Cornu Rhinoceri (oder Cornu Bubali) *Xi Jiao*
Rx. Rehmanniae recens *Sheng Di Huang*
Rx. Scrophulariae ningpoensis *Xuan Shen*
Fo. Bambusae *Zhu Ye*
Rx. oder Tb. Ophiopognonis *Mai Men Dong*
Rx. Salviae multiorrhiae *Dan Shen*
Rz. Coptidis *Huang Lian*
Fr. Forsythiae *Lian Qiao*
Fl. Lonicerae *Jin Yin Hua*

Qing Ying Tang I (+ –) (S. 30)

Cornu Rhinoceri (oder Cornu Bubali) *Xi Jiao*
Rx. Rehmanniae recens *Sheng Di Huang*
Rx. Scrophulariae ningpoensis *Xuan Shen*
Fo. Bambusae *Zhu Ye*
Rx. oder Tb. Ophiopognosis *Mai Men Dong*
Rx. Salviae multiorrhiae *Dan Shen*
Rz. Coptidis *Huang Lian*
Fr. Forsythiae *Lian Qiao*
Ra. Uncariae cum Uncis *Gou Teng*
Tb. Curcumae *Yu Jin*
Rz. Acori graminei *Shi Chang Pu*
Fl. Lonicerae *Jin Yin Hua*
Rx. Lithospermi *Zi Cao*

Qing Ying Tang II (+ –) (S. 30)

Cornu Rhinoceri (oder Cornu Bubali) *Xi Jiao*
Rx. Rehmanniae recens *Sheng Di Huang*
Rx. Scrophulariae ningpoensis *Xuan Shen*
Fo. Bambusae *Zhu Ye*
Rx. oder Tb. Ophiopognonis *Mai Men Dong*
Rx. Salviae multiorrhiae *Dan Shen*
Fr. Forsythiae *Lian Qiao*
Fl. Lonicerae *Jin Yin Huan*

(in Klammern Angabe der Seite)
(+ –) = verändertes Basisrezept
Abkürzungen: Bb. = Bulbus, Cx. = Cortex, Fl. = Flos, Flores, Fo. = Folium, Fr. = Fructus, Hb. = Herba, Sm. = Semen, Ra. = Ramulus, Rx. = Radix, Rz. = Rhizoma, Tb. = Tuber

San Huang Shi Gao Tang (+ –) (S. 30)

Rx. Scutellariae baicalensis *Huang Qin*
Rz. Coptidis *Huang Lian*
Cx. Phellodendri *Huang Bai*
Gypsum fibrosum *Shi Gao*
Fr. Gardeniae jasminoidis *Zhi Zi*
Hb. Ephedrae *Ma Huang*
Sm. Amomi rotundi *Bai Dou Kou Ren*
Sm. Plantaginis *Che Qian Zi*
Rx. Glycyrrhizae *Gan Cao*

San Jia Jian Zheng Qi San (S. 17)

Hb. Pogostemonis poriae *Huo Xiang*
Cx. Magnoliae officinalis *Hou Po*
Pericarpium Citrii reticulatae *Chen Pi*
Sm. Armeniacae amarum *Xing Ren*
Talkum *Hua Shi*

San Ren Tang (S. 25)

Sm. Coicis *Yi Yi Ren*
Sm. Amomi rotundi *Bai Kou Ren*
Sm. Armeniacae *Xing Ren*
Talkum *Hua Shi*
Medulla Tetrapanacis *Tong Cao*
Rz. oder Tb. Pinelliae praeparatae *Zhi Ban Xia*
Fo. Bambusae *Zhu Ye*
Cx. Magnoliae officinalis *Hou Po*

Sha Shen Mai Men Dong Tang (S. 28)

Rx. Glehniae seu Littoralis *Sha She*
Rx. oder Tb. Ophiopogonis *Mai Men Dong*
Rx. Glycyrrhizae *Gan Cao*
Rz. Polygonati officinalis *Yu Zhu*
Fo. Mori albae *Sang Ye*
Sm. Dolichoris *Bian Dou*
Rx. Trichosanthis *Tian Hua Fen*

(in Klammern Angabe der Seite)
(+ –) = verändertes Basisrezept
Abkürzungen: Bb. = Bulbus, Cx. = Cortex, Fl. = Flos, Flores, Fo. = Folium, Fr. = Fructus, Hb. = Herba, Sm. = Semen, Ra. = Ramulus, Rx. = Radix, Rz. = Rhizoma, Tb. = Tuber

Sheng Ma Ge Geng Tang (S. 32)

Rz. Cimicifugae *Sheng Ma*
Rx. Puerariae *Ge Gen*
Rx. Paeoniae albae *Bai Shao*
Rx. Glycyrrhizae praeparatae *Gan Cao*

Xi Jiao Di Huang Tang (+ –) (S. 32)

Cornu Rhinoceri (oder Cornu Bubali) *Xi Jiao*
Rx. Rehmanniae recens *Sheng Di Huang*
Rx. Paeoniae albae *Bai Shao*
Cx. Moutan raeticis *Mu Dan Pi*
Rx. Salviae multiorrhizae *Dan Shen*
Sm. Persicae, Succinum *Tao Ren*
Fl. Carthami tinctorii *Hong Hua*

Xiao Chai Hu Tang (+ –) (S. 27)

Rx. Bupleuri *Chai Hu*
Rx. Scutellariae baicalensis *Huang Qin*
Rz. oder Tb. Pinelliae praeparatae *Ban Xia*
Sm. Nelumbinis *Lian Xin*
Rx. oder Tb. Ophiopogonis *Mai Men Dong*
Fr. Gardeniae jasminoidis *Zhi Zi*
Fo. Bambusae *Zhu Ye*
Rx. Glycyrrhizae *Gan Cao*

Xiao Cheng Qi Tang (+ –) (S. 17)

Rx. und Rz. Rhei *Da Huang*
Cx. Magnoliae officinalis *Hou Po*
Fr. Aurantii (unreife Zitrone) *Zhi Shi*
Rx. Rehmanniae recens *Sheng Di Huang*
Rx. oder Tb. Ophiopogonis *Mai Men Dong*

(in Klammern Angabe der Seite)
(+ –) = verändertes Basisrezept
Abkürzungen: Bb. = Bulbus, Cx. = Cortex, Fl. = Flos, Flores, Fo. = Folium, Fr. = Fructus, Hb. = Herba, Sm. = Semen, Ra. = Ramulus, Rx. = Radix, Rz. = Rhizoma, Tb. = Tuber

Xiao Jian Zhong Tang (S. 25)

Ra. Cinnamomi *Gui Zhi*
Rx. Paeoniae *Bai Shao*
Rx. Glycyrrhizae *Gan Cao*
Rz. Zingiberis recens *Sheng Jiang*
Fr. Zizyphi jujubae *Da Zao*

Xing Ren Hua Shi Tang (S. 19)

Sm. Armentiacae *Xing Ren*
Talkum *Hua Shi*
Rx. Scutellariae baicalensis *Huang Qin*
Vascular Aurantii *Ju Hong*
Rz. Coptidis *Huang Lian*
Tb. Curcumae *Yu Jin*
Medula Tetrapanacis *Tong Cao*
Cx. Magnoliae officinalis *Hou Po*
Rz. oder Tb. Pinelliae praeparatae *Ban Xia*

Yin Qiao San (S. 25)

Fl. Lonicera *Yin Hua*
Fr. Forsythiae *Lian Qiao*
Rx. Platycodi *Jie Gen*
Hb. Menthae *Bo He*
Fo. Bambusae *Zhu Ye*
Hb. Schizonepetae *Jin Jie*
Sm. Sojae germinatum *Dou Chi*
Fr. Arctii *Niu Bang Zi*
Rx. Glycyrrhizae *Gan Cao*
Rz. Phragmitis *Wei Gen*

Zhi Gan Cao Tang (+ –) (S. 25, 27, 30)

Rx. Glycyrrhizae praeparatae *Zhi Gan Cao*
Rx. Ginseng *Ren Shen*
Rx. Rehmanniae recens *Sheng Di Huang*
Ra. Cinnamomi *Gui Zhi*
Rx. oder Tb. Ophiopogonis *Mai Men Dong*
Sm. Cannabis *Ma Ren*
Gelatinum Asini corii *E Jiao*
Fr. Zizyphi jujubae (chinesische Dattel) *Da Zao*
Rz. Zingiberis recens *Sheng Jiang*

(in Klammern Angabe der Seite)
(+ –) = verändertes Basisrezept
Abkürzungen: Bb. = Bulbus, Cx. = Cortex, Fl. = Flos, Flores, Fo. = Folium, Fr. = Fructus, Hb. = Herba, Sm. = Semen, Ra. = Ramulus, Rx. = Radix, Rz. = Rhizoma, Tb. = Tuber

Kleines Glossar

Wärme → Hitze → Feuer sind Ursache einer Yang-Krankheit. Wärme, Hitze und Feuer sind als Steigerung zu verstehen: Eine Wärme-Krankheit ist weniger schlimm als eine Feuer-Krankheit.

Mangel → Schwäche → Verlust sind Ursache einer Yin-Krankheit. Mangel, Schwäche und Verlust sind als Steigerung zu verstehen: Mangel ist weniger schlimm als Verlust. *Blut*-**Mangel** hat zwei Bedeutungen: einerseits Blutvolumenmangel (Anämie), andererseits eine Funktionsbeeinträchtigung des Blutes. *Nieren-Yang*-**Schwäche** hat zwei Bedeutungen: einerseits Mangel an Nieren-Yang, andererseits Schwäche des Nieren-Yang im Vergleich zum Nieren-Yin. *Blut*-**Verlust** durch Blutung; *Nieren-Yang*-**Verlust** ist nicht wieder aufbaubar.

Yin-Mangel/Yin-Schwäche Krankhafter Zustand durch Mangel an Yin-Essenz; Zeichen sind mäßiges, meist nachmittags auftretendes Fieber, warme Handflächen und Fußsohlen, Nachtschweiß, gerötete Wangen, gerötete Lippen, trockener Mund, rote Zunge mit wenig oder keinem Belag, wenig dunkler Urin, fadenförmiger (dünner) und schneller Puls.

„unechte" Hitze oder Feuer Yin-Mangel führt zum relativen Überwiegen von Yang mit einer Hyperaktivität von Hitze und Feuer. Die Konsumption von Yin-Essenz kommt durch gerötete Wangen, Unruhe, Reizbarkeit, Trockenheit und Schmerzen in Mund und Hals, sexuelle Hyperaktivität zum Ausdruck. „Echte" Hitze = Hitze- oder Feuer-Krankheit.

Yang-Mangel/Yang-Schwäche Krankhafter Zustand infolge eines Mangels an Yang-Qi mit Symptomen wie Müdigkeit, Schwäche, Abneigung gegen Kälte, kalte Extremitäten, spontane Schweißausbrüche, Blässe, dünner Stuhl, wässriger Urin, blasse und zarte Zunge, schwacher Puls.

Qi-/Blut-Stauung → Qi-/Blut-Stagnation Qi/Blut fließen nicht mehr normal.

Register

A

B

C

D

E

F

G

H

I

J

K

L

M

N

O

P

Q

R

S

T

U